VQ

Olivia Kuderewski, 1989 geboren, lebt in Berlin. *Lux* ist ihr erster Roman. Sie hat Vergleichende Literaturwissenschaft und Schreiben studiert, bisher in wenigen Anthologien veröffentlicht und noch keinen Preis gewonnen.

Korrektorat: Kristina Wengorz
Umschlaggestaltung: HawaiiF3
Satz: Fred Uhde
Druck und Bindung: CPI books GmbH, Leck

ISBN 978-3-86391-279-6

www.voland-quist.de

Olivia Kuderewski

LUX

Roman

Voland & Quist

Wenn man in den Westen fährt, hat man die Sonne jeden Morgen im Rücken. Sie treibt einen in den eigenen Schatten und brennt auf den Hinterkopf, bis die Reste des Vorangegangenen verdampfen und träge in der Luft stehen bleiben, während man selbst nur noch ein Motorengeräusch in der Ferne ist.

Jeder, der sagt, ein Land kann man nicht vom Highway aus entdecken, hat recht. Hier muss ja auch gar nichts mehr entdeckt werden. Wenn man aber schnell fährt, über eine gewaltige Landmasse auf einer geraden Umlaufbahn, stundenlang und ununterbrochen, bis auf ein paar Kaffeepausen in den Diner, die immer gleich sind von Ost nach West, dann bekommt man eine Ahnung von der Masse und Oberfläche der Welt.

Auf der Umlaufbahn unterwegs zu sein, wird dann interessanter als alle Details im Inneren des Landes, denn man kann hier zusehen, wie sich die Erde in schnellen und groben Zügen umformt, unter einem Himmel, der sich ständig bewegt. Man sieht das Grundgerüst. Man sieht, wie sich die endlosen, flachen Maisfelder, durch deren Halme morsend die Abendsonne blitzt, irgendwann in Hügel verwandeln, und wenn man weiterfährt, sieht man durch die Windschutzscheibe, wie sich eine gezackte Wand aus dem Nichts materialisiert.

Eine Steinwand, die sich wie ein Scherenschnitt auf einen zuschiebt, bis man herunterschalten und hinauffahren muss ins Gebirge. Bis man die Fenster hochfahren muss, weil es immer kühler wird und der Wind schärfer und das Gestein immer grauer, splitternder und härter. Bis man auch die Baumgrenze passiert, dünne Luft, und am höchsten Punkt treibt der schnelle Wind Wolken auf Sichthöhe vorbei, denen man ungläubig hinterherglotzt.

Aber dann fährt man einfach wieder runter. Sieht die blauen Seen in die Täler gegossen, schlängelt sich halsbrecherisch an den Kanten der Abhänge entlang, und die Bäume vermehren sich wieder, stehen wieder dichter, werden zu Wald, Nationalwald, man fährt durch nationale Waldkathedralen, ein Baum nach dem anderen rast vorbei, und man kann die Fenster wieder öffnen, es riecht nach Harz, und man muss weniger und weniger bremsen, irgendwann muss man gar nicht mehr bremsen und rollt erleichtert wieder auf eine Ebene, auf der der Boden immer trockener wird.

Dann tauchen plötzlich diese bizarren Steinformationen auf. Erdrot vor dem jetzt wolkenfreien Himmel. Diese Bogen, die aussehen wie aus dem All gefallen, die der Wind aber eigentlich aus einem Urzeit-Meeresgrund herausgeweht hat, Staubkorn für Staubkorn, und die Canyons tauchen ebenso plötzlich auf, stürzen schockierend neben einem in die Tiefe, dieser viel zu steile Abgrund, an dem man sich ängstlich und mit offenem Mund vorbeistiehlt, weil er so erdzeitalt ist.

Aber selbst das verschwindet wieder, wenn man weiterfährt, und verliert seine Farben. Bleicht aus, bis man in den graugelben Staub kommt, der zu Hügeln zusammengepresst ist, abgerundete Hügel, die der seltene Regen schraffiert, durch die er Netze gezogen hat, die wieder erhärtet und stehen geblieben sind, als Sehnsucht nach dem Wasser, und man fährt die Fenster mit diesem elektrischen Surren wieder nach oben, dreht die Klimaanlage auf Anschlag, fährt einfach weiter, bis es anfängt, vor Hitze zu flimmern am fatamorganischen Horizont unter dem Meeresspiegel, dort, bei den Kakteen und den stacheligen Silberbüschen.

Da kommt man an den Punkt, an dem vor Hitze alles stillsteht. Auch der Wind. Aber wenn man sich nicht davon aufhalten lässt, sich nicht irritieren, einschläfern, umbringen lässt von der Hitze und dem kaum vorhandenen Herzschlag des Landes, wenn man doch weiterfährt, sich langsam hindurchquält, sozusagen über den Tod hinausfährt, ins Jenseitige, wenn man diese lang gezogene Durststrecke aushält, auf der man sich mit der mittlerweile keuchenden Klimaanlage und den fast leeren Wasserkanistern im Kofferraum bedroht, ausgetrocknet, zum Überleben gezwungen fühlt, dann kommen endlich die Palmen.

Man lässt die Fenster wieder herunter, und der Wind streicht einem die Haare aus dem Gesicht, riecht nach feuchtem Salz. Man schaltet das Radio an und singt wieder mit, denn man weiß ja, was kommt, wenn man jetzt weiterfährt, auf direktem Weg, wenn man jetzt noch den Rest schafft, brennend ungeduldig bis ans Ende des Landes, bis an seine Kante, sein Ufer, seine Auflösung im ewig wogenden Meerwasser, in das man sich nach all diesen Strapazen hineingleiten und in dem man sich sauber waschen lässt.

Und während man so fährt, stundenlang, tagelang, wochenlang, geht jeden Morgen die Sonne auf, erreicht ihren Zenit und geht abends wieder unter, und dazwischen – mal schwarz wie ein geschlossener Vorhang, mal so dicht gesprenkelt, dass die Sterne den dunklen Hintergrund des Universums überbieten – macht die Nacht immer wieder alles zunichte. Weil man es nicht schafft, die Sonne einzuholen, auch wenn man ihr ununterbrochen hinterherjagt.

New York

1

Lux greift nach dem Knöchel der Statue. Das Metall ist kühl und massiv, trotzdem sieht es fast flüssig aus in seinem Nachtlila, als könnte man den steifen Mantel doch noch aufschlagen und ihm die Stiefel ausziehen. Dieses Lila, denkt Lux beim Hochsehen, wieso wird es immer Lila, wenn sich die künstlichen Lichter kreuzen, das ist kein physikalischer, das ist ein magischer Effekt.

Sie fühlt die metallenen Schnürsenkel, die Stiefelnähte, die scharfe Kante zwischen Schuhkappe und Sohle, eine dicke Sohle, ein fester Schuh. Es ist ein Soldatenstiefel, unmenschlich groß, der Schnürschuh eines Militärpriesters, der auf einem matschigen Schlachtfeld steht, ein keltisches Kreuz im Rücken. Und sie streicht über diesen Stiefel, fasst an, betastet, was sie immer nur aus der Ferne gesehen hat, überlegt, ob sie einen Kuss auf das Metall drücken soll, stockt.

Du bist ja nicht seinetwegen hier.

Lux drückt noch einmal fest zu, als wollte sie ihm mit einem Ruck das Bein wegziehen, ihn aus dem Gleichgewicht bringen und von diesem Sockel herunterholen, auf dem er seit 1937 steht, die überdimensionierten Hände um die Bibel gekrampft, den Blick verärgert in die Zukunft gerichtet. Ein religiöser Glatzkopf mit schlechter Laune. Als wüsste er, dass die Millionen Touristen nicht seinetwegen kommen.

Dass auch du nicht seinetwegen kommst, dass er nur ein langweiliger Klotz zwischen richtigen Sensationen ist. Ein Priester aus

Metall hat gegen halb nackte Models einfach keine Chance. Seine Stiefel glänzen nicht von Pilgerberührungen, sondern nur, weil die Stadt ihm jede Nacht die Stiefel schrubbt, du weißt das, du hast gesehen, wie er ihm jede Nacht die Stiefel schrubbt, der letzte echte *shoe shine boy* von New York.

Wenigstens flattern Father Duffys Mantelschöße ewig im Durchzug der Hochhauskorridore, auch dann noch, wenn die schönen Gesichter um ihn herum verrotten. Und auch, wenn sie in der leichten Brise dieser New Yorker Frühlingsnacht ein wenig zu stark flattern, auch, wenn sie gerade eigentlich in die völlig falsche Richtung wehen, egal. Sie tun es ewig und immer, auch jetzt, wo gerade niemand außer Lux zusieht, es ist zu tief in der Nacht.

Ihre Beine zittern, wenn sie die Knie nicht durchdrückt. Sie muss aufpassen, dass das Gewicht ihres Rucksacks sie nicht wie einen Käfer auf den Rücken wirft, neunzehn Kilo sind ein Drittel ihres Körpergewichts. Es zieht von den Fersen, die sich anfühlen, als liefe sie auf Knochen, bis zum steifen Jetlag-Nacken. Ihre klebrige Hand tastet nach den Verschlüssen des Rucksacks, klickt sie auf. Lux blinzelt die rote Treppe hoch.

Das letzte Stück Weg, nur noch ein paar Höhenmeter, die du überwinden musst.

Zum obersten Absatz sind es dreißig Stufen, die hat sie schon mehrmals gezählt. Lux lässt den Rucksack von den Schultern rutschen, er landet dumpf, und sie stolpert los, geradeaus, nach oben, beim rechten Fuß denkt sie mantrisch: Times, beim linken: Square, fünfzehnmal links, fünfzehnmal rechts, nicht, dass du je vergessen könntest, wie dieser Platz heißt, nicht, dass du je vergessen könntest, wo du bist, wo du dich fallen lässt, auf die Knie, die Knie schlagen auf dem obersten Absatz auf, die Arme zittern, es ist kein Saft mehr drin.

Sie kann den scharfen Schweiß in ihren Achseln riechen. Inhaliert Abgase und hört zu. Das ewige Nachtrauschen breitet sich um sie aus wie eine Samtdecke, auf der alle anderen Geräusche sanft aufprallen, sich entrollen, und sie muss nicht lange warten, da hört Lux sie schon, aus der Ferne, aber schneidend, triumphierend, ja heilig hallt sie durch die Hochhausschluchten: Die erste Krankenwagensirene. Schon in den Videos hat sie dieses Geräusch am meisten gemocht.

Lux schließt die Augen.

In ihrer Jogginghose ertastet sie die Camels und das Feuer. Sie streckt den Rücken, zieht den Nacken lang, schiebt die Ärmel ihres Pullis hoch, und so, ausgerüstet für ein Spektakel, bleibt sie sitzen und zählt gegen das ungeduldige Klopfen im Brustkorb bis zehn. Dann macht sie die Augen auf.

Das goldene M. Es strahlt von links in ihr Sichtfeld.

Du bist zu Hause, nein, du bist in Amerika, endlich, du bist da.

Das Neon der Schilder schießt in Lux wie Tinte in Wasser. Ihre Augen weiten sich von der Szenerie vor ihr. Scharf, grell und schön, sie hat die Fotos vom Platz seit Monaten vermieden, seit sie abgetaucht und immer blasser geworden ist. Sie steckt sich die Camel an, nimmt einen so tiefen Zug, dass sie husten muss, und fährt die Konturen der Blockbuchstaben auf den Bildschirmen gierig mit dem Blick ab. Sie starrt in reine, stechende Farben, darüber der Himmel, schwarz und unerkennbar, und ihr wird schwindlig vom Nachrichtenzipper, sie heftet sich an einen Buchstaben, folgt ihm, bis er digital verschwindet, dann der nächste, von vorne, so lange, bis die Muskeln hinter den Augen wehtun. Die Schärfe der Bildschirme. Lux frisst das Neon, verschlingt es, sie wird davon nicht satt. Körper und Gesichter, Klamotten und Masken und das Drama der Spielfilme, die sie alle kennt, auf hauswandgroßen LCDs, Schauspieler und Models, godzillagroß, aber zahm, mit verzogenen Gliedmaßen durch die Flucht der Straße. Und was ihr hier schon immer am besten gefallen hat: Das ganze Drama spielt sich ohne Ton ab. Die Videos laufen lautlos zum Rauschen der Stadt, das nur von gelben Taxis und vom Durchzug verursacht wird.

Du bist ein winziger Punkt zwischen rechtwinkligen Steintürmen, im tiefsten, archäologischen Tal Amerikas, im Canyon von New York liegst du, so tief unten im Neonparadies, dass kein einziger Stern zu sehen ist. Du bist im Herzen von Amerika.

Du bist im heiligen Herzen von Amerika, denkt sie, ihr eigenes beruhigt sich.

Und dann wird sie durchlässig. Sie verwandelt sich in einen Teil dieser Stadt, in ein paar wenigen Minuten verformt sie sich wie im Märchen von Lux zu Amerika.

Du bist im Herzen von Amerika, denkt sie wieder und nickt, ihr ganzer Körper nickt, ein wenig Wasser sammelt sich unter den Lidern, Lux muss für eine Sekunde die brennenden Augen schließen.

Plötzlich eine Hand an ihrer Schulter. Sie schreckt hoch. Sieht sich um, fast panisch, weiß aber genau, wo sie ist. Die erloschene Zigarette liegt auf dem Boden, ihr Mund ausgetrocknet und sauer, der Rucksack immer noch am Fuß der Treppe. Die Uhr im Turm sagt, es wäre schon nach halb fünf. Jetzt erst sieht sie hoch in das Gesicht desjenigen, der sie aufgeweckt hat, und erstarrt, obwohl sie ja wusste, dass er kommt. Er ist spät dran, denkt sie.

»Muss hier wischen«, sagt er in sperrigem Amerikanisch und zeigt auf den dampfenden Eimer mit Spülwasser neben sich, eine völlig unnötige Geste.

Sie hätte nicht gedacht, dass er so jung ist. Im Livestream der Times-Square-Webcam sah es so langsam aus, sein Wischen. Es sah aus, als ginge es ihm nicht darum, eine Arbeit zu erledigen, sondern als wäre er mit diesem Putzeimer zur richtigen Zeit am richtigen Ort, jede Nacht aufs Neue, etwas, das Lux beneidet.

»Na los.« Mit einem Nicken in Richtung Neon sagt er ihr, dass sie sich verpissen soll, aber Lux kann den Blick nicht von ihm nehmen. Sie hat das Gefühl, in einen Film gefallen zu sein, sich selbst auf der Treppe zu sehen, durch die Webcam.

Bist du in New York oder zu Hause?

Sie fasst sich um die bloßen Fußknöchel und drückt zu, um zu prüfen, wie real das gerade ist. Die Statue, der Typ, die Treppe. Alles echt.

»Wie heißt du?«, fragt sie ihn.

Ihre Stimme bricht, vom Schlaf oder vor Aufregung. Er runzelt die Stirn. Seine Augenbrauen ziehen sich über dem müden Blick zusammen. Sein Overall und die Cap sind genauso rot wie die Treppe, und er hat sich schlecht rasiert, ein paar übersehene schwarze Stoppeln auf den Wangen. Er schüttelt den Kopf. »Hau ab und lass mich meine Arbeit machen.«

Er greift nach dem Eimer. Geht damit in die Ecke des Absatzes – es ist eine große Fläche, die er da am Anfang wischen muss, da, wo sich tagsüber die meisten Touristen drängen, wo man den besten Blick über den Platz hat – und fängt an zu putzen, langsam und rhythmisch, wie Lux es von ihm kennt. Die Bewegung ist immer die gleiche: Aus der Körpermitte schiebt er die Stange so weit wie möglich zur Seite, bis er sich ein wenig strecken muss, das Gewicht auf einem Bein. Dann wendet er in einem ruhigen Halbkreis und zieht sie wieder zu sich in die Mitte, dort, wo das Ziehen unmerklich in ein spiegelverkehrtes Schieben übergeht.

Die Bewegung an dieser äußersten Stelle im Halbkreis ist immer langsamer als auf gerader Strecke, oder vielleicht sieht es nur so aus. Vielleicht liegt es daran, dass sie ihn immer nur von hinten sieht, aber sie hat sich oft gefragt, ob beim Wenden eigentlich ein minimales Stoppen zu beobachten ist, wie beim Wechsel von Ein- zu Ausatmen, dieser Umbruch der Atmung, vor dem Lux manchmal Angst bekommt. Jedenfalls konnte sie diesen Moment nie genau greifen, und auch jetzt, aus der Nähe, wird ihr das nicht klar, schieben, wenden, ziehen, schieben, wenden, alles in einem Fluss, wie eine einzige Bewegung, und wie immer synchronisiert sich ihr Atmen mit seiner Arbeit, und natürlich sieht es so aus, als würde er tanzen, sich wiegen, von einem Bein aufs andere, der Tempelreiniger.

Jeden Morgen, nach den wachen Nächten, hat er sie in den Schlaf gewischt, als kleine rote Figur auf ihrem Laptop-Bildschirm. EarthCam.com. Er war nie größer als ein Daumennagel, ein kleiner Teil, der zum Motor von New York gehört. Und jetzt ist er hier, Fleisch und Blut und angepisst von seiner Morgenschicht. Sie denkt darüber nach, ihm etwas zurückzugeben, sich irgendwie zu bedanken, für den guten Schlaf und die Träume, in denen sie schon längst überm Atlantik war. Am Ende war die Treppe immer so unglaublich sauber – als könnte er alles im Leben wieder so sauber wischen.

Du hast besser gewirkt als jede dieser Pillen, will Lux ihm sagen, du bist Valium, meine Versicherung, aber er lässt sich nicht von seiner Arbeit ablenken und sieht so unaufhaltsam aus, als würde er sie die Treppe runterschwemmen, sobald er bei ihr ankommt. Wie ein Stück Dreck, stinkender Langstreckenflugmatsch, der du jetzt bist.

»Hau ab«, hat er gesagt, »lass mich meine Arbeit machen.«

Lux steht auf. Sie geht eine Stufe runter, du solltest jetzt weiter, sie geht noch eine Stufe runter, war doch ein guter Start. Die schönen Gesichter sehen streng aus, strahlen ihr zu grell in die Augen, eines streckt die Zunge raus. Sie geht noch eine Stufe runter. Dreht sich dann fahrig um, bückt sich, hebt ihre erloschene Kippe auf, von der ein wenig Asche auf dem Rot zurückbleibt, das Rot, das die ganze Nacht hindurch leuchtet, und sie traut sich kaum hinzusehen.

Deine Asche wischt er auch gleich weg.

Er dreht sich nicht nach ihr um. Wischt und wischt mit dem Rücken zu ihr, so wie immer. Und Lux hat wieder das flackernde Gefühl, auf einen Bildschirm zu starren, 6000 Kilometer weit weg von hier, als wäre ihre Sicht beschränkt auf diesen Ausschnitt, und nein, denkt sie.

Du kannst nicht einfach gehen. Das ist der Anfang einer Geschichte, es war eine ganz gewöhnliche Nacht, als.

Lux steigt noch ein paar Stufen hinunter, in Zeitlupe, und platziert sich mitten auf der Treppe im Schneidersitz.

Es fällt ihr schwer, sich nicht umzudrehen. Ihr Gehör spannt sich automatisch, jedes Mal vor diesem immer wieder zuverlässig eintretenden Ereignis: Das leise Klatschen der nassen Fasern auf der nächsten Stufe. Das kleine Stocken, der Offbeat. Alle wichtigen Begegnungen beginnen so, alle Geschichten, zu Anfang ist immer ein Stocken da, ein Widerstand, es war eine ganz gewöhnliche Nacht, als.

Es wird ein paar Momente dauern, dann wird er zufällig einen Blick hinter sich werfen. Innehalten in seinem Ziehen, Schieben und Wenden, kurz einfrieren wird er, vielleicht für eine Sekunde noch mal wütend werden. Und dann wird er wissen, warum du hier sitzt, wird das Magische dieser Konstellation erkennen, wird merken, dass er von dir gesehen wird, er muss dieses Straucheln der Ordnung doch auch spüren.

Es dauert eine halbe Zigarette, bis Lux es hinter sich Klatschen hört. Er hat den Wischmopp in den Eimer gerammt, pumpt ihn hoch und runter. Jetzt käme eigentlich der Moment, in dem das vollgesogene Teil in die Höhe gezogen wird, Putzwasser verschwenderisch auf die Stufen tropft und das Ding wieder saftig auf der Treppe landet. Stattdessen hört sie, wie das Pumpen langsamer wird. Abbricht. Ihr läuft ein Schauer über den Rücken.

Ein Seufzen. Ein Wort, Lux wartet auf ein Wort, einen Spruch, einen Satz, nein, eine Frage, eigentlich auf eine Berührung.

Sie zieht an der Zigarette, die sie fast vergessen hat. Neue Asche fällt auf die Stufen, die alte wird er jetzt schon weggewischt haben – da fängt der Rhythmus von vorne an, ohne Frage, ohne ein Wort.

Lux' Hand zittert. Sie nimmt den letzten Zug von der Zigarette und schnippt sie weg, so wie Leon es ihr beigebracht hat, die Glut

Richtung Handinnenfläche, Daumen- und Zeigefinger gegeneinander geschnellt. Die Kippe fliegt in hohem Bogen und landet irgendwo neben der Treppe.

Er ist ist fast fertig mit dem linken Teil, ist auf ihrer Stufe angekommen. Lux sieht aus dem Augenwinkel, wie er sich der Kante nähert.

Er *muss* jetzt mit dir reden, er *kann nicht* einfach wortlos über dich drüberwischen wie über ein Stück Dreck.

Sie sieht, wie er den Wischmopp zu sich heranzieht, er ist vielleicht noch einen halben Meter entfernt.

Seine Hand greift nach dem Eimer. Dann steigt er die nächste Stufe runter, tritt die paar Schritte vor sie und – geht an ihr vorbei, um auf der anderen Seite weiterzumachen.

Lux fühlt, wie ihre Jogginghose sich an der Seite mit Putzwasser vollsaugt. Er hat so nah an ihrem Bein vorbeigewischt, dass da jetzt eine Lache ist. Und da, wo er gewischt hat, ist es nicht sauber, sondern einfach nass, die Fusseln und Krümel und Dreckstücke auf der Treppe sind nur anders verteilt.

Sie sieht zu ihm hoch. Die Langeweile sitzt ihm direkt auf den Augenlidern, sein Blick verirrt sich kein einziges Mal zu ihr.

Dein Tempelreiniger.

Als er unten ankommt, lässt er den Wischmopp einfach zur Seite fallen, von dem Knall des Stiels auf der Treppe zuckt sie zusammen. Sie kann sich nicht erinnern, dass er das jemals gemacht hätte. Mit einem Knie am Boden bewegt er einen Lappen in dem dreckigen Putzwasser hin und her, und für eine kurze, falsche Sekunde sieht es so aus, als verneige er sich vor Father Duffy – oder vor dem Neon, vor Amerika vielleicht. Und jetzt kommt eigentlich der Teil, den sie immer am liebsten mochte, wenn sie es denn schaffte, so lange durchzuhalten:

Den Stiefel der Statue putzt er so, wie man auch einen echten Schuh putzt – den Lappen an beiden Enden haltend und ihn hin-

und herziehend. Nur macht er es diesmal irgendwie mit zu viel Kraft, sie hört seinen Atem, der scharf durch die Nasenlöcher zieht. Alle Berührungen, jeden Fingerabdruck putzt er weg, länger und heftiger als sonst. Als wäre er wütend auf jeden, der hier war, für nur einen Tag, für einen Moment, für eine halbe Stunde, auf jeden, der nicht Nacht für Nacht hierherkommen muss, und er sieht plötzlich gar nicht mehr gelangweilt oder müde oder meditativ aus, denn seine Arme und Hände sind angespannt, nein, völlig verkrampft sind sie, er beißt sich auf die Unterlippe, beißt sich die Unterlippe fast ab, seine Augenbrauen sind steif zusammenpresst, und es sieht so aus, als wollte er den Schuh durchscheuern, so schnell, mit so viel Gewalt reißt er den Lappen hin und her, und als er ihn schließlich wegzieht und der Fetzen glühend an seiner Hand herunterhängt, geht sein Atem so heftig, als wäre da ein Kolben in seiner Brust, der sich von alleine hebt und senkt.

Er steigt von dem Sockel runter. Wankt von der gerade noch so heftig ausgeführten Bewegung zurück und stolpert über ihren Rucksack, der noch immer da liegt, wo er ihr von den Schultern gerutscht ist. Er rudert mit den Armen, die Überraschung glättet sein Gesicht, und er stürzt, fällt auf die Hüfte, auf den Ellbogen, ihm entfährt ein Laut. Lux ist aufgesprungen, ist die Treppe schon halb runter, schon halb bei ihm, als sie seinen Blick auffängt und nicht mehr weiterkann.

»Scheißtouristen.«

Er zischt es, als er sich nach dem Eimer bückt. Es ist kaum lauter als das Nachtrauschen, aber sie hört es überdeutlich, spitz, scharfkantig, sodass es die Samtdecke, die die ganze Zeit unter allem lag, zerreißt. Dann ist er weg, aus dem Bild gehumpelt.

Lux hievt sich den Rucksack wieder auf den Rücken und geht an der Statue vorbei, ohne sich nach ihr umzusehen. Auf dem Video der Treppe würde man jetzt einen trockenen Fleck sehen.

2

Lux zieht die Beine an und lässt ihre Knie gegen den Vordersitz sinken. Das Plastik knackt leise, als sie langsam das ganze Gewicht ihrer Beine hineindrückt, sich vorsichtig in diesen kantigen Leerraum zwischen zwei Sitzen keilt wie ein Krebs in eine Felsspalte, ein Schalentier in einem amerikanischen Langstreckenbus.

Das alte Polster der Sitze riecht. Hinter ihr atmet jemand sehr laut.

»... Gepäck in die Ablage, was im Flur steht, fliegt raus. Stellt eure Kinder ruhig, dann bleib ich auch ruhig.«

Die Befehle der Fahrerin dröhnen durch den Bus, sie muss die Lautstärke ihres Mikros voll aufgedreht haben. Lux meint, die Scheiben zittern zu sehen.

»Also: Stellt mir keine Fragen. Und lasst mich einfach meinen Job machen.«

Der Lautsprecher knackt, ein Husten aus der hintersten Ecke. Dann ist es still.

Draußen zieht New York vorbei. Lux nimmt die Beine wieder runter, weiß nicht, wie sie sich hinsetzen soll, damit der Plastiksitz ihr nicht die Knochenkonstellation verschiebt. Aber das muss so sein, denkt sie: Man steigt auf der einen Seite des Kontinents in einen klapprigen Bus, in dem es immer zu kalt oder zu warm ist, in dem man durchgeschüttelt, in den Kurven hin- und hergeschleudert wird, man rauscht auf einer Strecke dahin, die so gerade und lang ist, dass die Rundung der Erde am Horizont sichtbar wird, mit der Schläfe gegen die Scheibe, dämmert weg, wacht wieder auf, und die Landschaft hat sich in der Zwischenzeit neu erfunden, und dann steigt man nach Stunden, in denen das Innere Kalk ansetzt und die Muskeln verhölzern, in denen alle im Bus zu Leidensgenossen geworden sind, aus, in einem anderen Teil des Landes, gerädert, aber glücklich, woanders zu sein.

Vierzehn Stunden. Mit dem Auto wären es zehn, wenn sie es geschafft hätte, jemanden anzuhalten, zwei verschwendete Stunden am Straßenrand. Die Hitze hat sie kleingekriegt, sie wusste nicht, dass es im Juni in New York so heiß sein kann.

Die verschwimmende Großstadt vor dem Busfenster. Das ist es, weswegen sie hergekommen ist, wegen einer Großstadt hinter einer Scheibe, wegen einer sich bewegenden Landschaft hinter einer Scheibe. Ist das nicht lächerlich?

Leon wäre nie nach Amerika gefahren. Er hätte auch nicht Amerika gesagt, sondern »USA« oder »Vereinigte Staaten«, und er hätte das Gesicht bei dem Vorschlag verzogen, als wäre das etwas Ekelhaftes. Ist es nicht lächerlich, durch Amerika zu fahren, denkt Lux, oder war das Leons zischende Stimme in ihrem Ohr, die sie beim Versuch zu trampen kleingekriegt hat? *Sei nicht so verdammt passiv*. Sie lässt die Stirn wieder gegen die Scheibe sinken.

Eine Frau, die vor den Hochhaustürmen völlig zerweht wird. Ihre Haare treiben im Wind, den Rock drückt sie mit einer Hand runter, die andere hält ihren Kaffee. Das Hupen auf den gigantischen Kreuzungen, deren Zebrastreifen grotesk verzogen sind von der Blechlawine, die jeden Tag darüberrollt. Die blendenden Plätze und die schattigen Gehwege, auf die niemals Sonne fallen wird, und der irre Blick der New Yorker, der alles durchschießt, manisch und ignorant. Sie spürt die erdkernnahe U-Bahn-Luft und die klirrende Kälte der Klimaanlagen noch auf der Haut. Hat den Geruch der Stadt noch in der Nase, den schmelzenden

Asphalt. Ihr Blick verfängt sich weiter an den Metro-Schildern und den schwarzen Feuertreppen, auf die man sich zum Rauchen setzt. Es ist einfach. Es gibt hier Orte, an denen man ganz genau weiß, was zu tun ist.

Sobald die Gebäude draußen niedriger werden und es nach Stadtrand aussieht, klickt sie sich durch die Fotos und Videos, die sie in den letzten Tagen gemacht hat. Den Großteil hat sie schon an Charles geschickt. Charles, die gesagt hat: »Schick mir alles, wenn ich schon nicht dabei sein kann.« Charles, die studieren muss und da nicht weg kann.

Charles fehlt. Etwas fehlt dauernd neben Lux.

Es sind Hunderte Bilder vom Himmel, vom blasser werdenden Himmel hinter Beton, Stein und Glas. Der hellblaue, der orange, der rote, der violette, der nachtblaue Himmel. Sie ist gelaufen, den ganzen Tag, bis in die Nacht hinein, ist gepilgert, dann wie tot ins Bett gefallen, um am nächsten Tag weiterzulaufen.

Aber irgendwas stimmt mit diesen Bildern nicht.

Sie hat nur ein einziges von sich selbst gemacht, und das nur, weil Charles sie darum gebeten hat, »als Beweis, sonst glaub ich dir nicht, dass du wirklich dort bist, mach schon«. Lux hat es am Ufer des East River geschossen, ein Bauzaun steht hinter ihr, es war kein besonders schöner Abschnitt am Fluss. Ihre fedrigen, halblangen Haare wehen vor den Zaunmaschen herum, sehen farblos aus, verschwinden fast im Hintergrund. Die Sonne blendet, und man erkennt kaum, welche Farbe ihre Augen haben. Es könnte beinahe ein Lächeln sein, dieser schmale, auf einer Seite verzogene Mund, aus dem die Zähne hervorblitzen. Lux entdeckt ein kleines Loch an dem ausgeleierten Saum des Shirts, direkt unter dem Schlüsselbein. Ihre Haut färbt sich schon, färbt sich schnell, jetzt, wo sie auch wieder an den Tagen wach ist.

»Wow«, schreibt Charles zurück, und Lux muss lächeln. Während sie versucht, eines der Bilder zuzuschneiden, geht der Alarm in ihrer Hand los, bricht plötzlich in die rauschende Stille. Erschrocken wischt Lux ihn weg und sieht hoch, in die Gepäckablage über sich.

Jetzt den ganzen Rucksack durchwühlen, die Stille aufwühlen, das Gepäck aus der Ablage holen, du hättest vorher daran denken sollen.

Sie steht auf. Zieht an dem Riemen, der aus der Ablage heraushängt, zerrt daran, bis das Gewicht des Rucksacks an die Kante rutscht, auf sie zukippt. Lux reißt den Kopf zur Seite, die neunzehn Kilo treffen sie am Schlüsselbein und werfen sich mit einem dumpfen Geräusch auf den Sitz. Das Blut pocht in ihren Wangen.

Sie muss sich mit beiden Händen bis an den Grund des Inneren wühlen. Muss die Arme bis über die Ellbogen darin versenken, graben, alles verschieben. Lux merkt nicht, wie sie die Luft anhält, erst als sie gefunden hat, was sie sucht, atmet sie wieder.

Zahnbürste, Zahnpasta, Shampoo, ein Deo. Der Rest des Plastikbeutels, der schon so weißlich zerknittert ist, als hätte er eine Weltreise hinter sich, ist voll mit den knisternden, silbernen Streifen. Sie drückt eine der Tabletten so leise wie möglich raus, aber das Geräusch pflanzt sich in der wortlosen Stille viel zu weit fort.

Jetzt weiß jeder in diesem Bus, dass du durchgeknallt bist.

Sie schlägt sich die Tablette in den Mund und schluckt sie ohne Wasser. Als sie weiter nach ihrem Pulli wühlt, streift ihre Hand etwas im Rucksack, das dort gar nicht mehr sein sollte. Sie zieht es überrascht heraus. Die Mappe ist zerbeult, man sieht ihr an, dass sie herumgeschleppt wurde, die Ecken ausgefranst und abgeknickt.

Du wolltest sie längst loswerden. Du wolltest sie an diesem Punkt schon losgeworden sein, du hattest dir Rituale dafür ausgedacht. Du wolltest sie von der Brooklyn Bridge in den East River segeln lassen, die Blätter hätten sich in alle Winde zerstreut. Oder ein kathartisches Lagerfeuer in der Nacht in einem der verwahrlosten Teile der Stadt, zwischen Bauzäunen, Lagerhallen und Müll.

Lux hält sie mit beiden Händen auf dem Schoß. Sie starrt auf den Sticker in der Mitte des festen Papiers, auf dem so etwas wie Wald in Kleinformat gedruckt ist. Sie kennt das Bild, es ist die Aussicht von der Sonnenterrasse der Bekloppten auf Station 5. »Neue Lebensqualität« steht darüber mit einem hässlichen, grafischen Schwung in Orthopädiegrün, und in Lux flammt ein Ärger auf.

Ganz vorne liegt der Entlassungsbericht. Sie zögert, aber überfliegt ihn dann doch, Teile davon kann sie auswendig. Ihr Blick holpert über Begriffe wie »stationär«, »rezidivierende depressive Störung«, »interaktionelle Gruppenpsychotherapie«, »Eigenverantwortung«, »gegenwärtig mittelgradige Episode« und die ICD-Nummer ihrer Diagnose. Der Wisch endet mit dem Satz: »Ausreichend stabilisiert sowie ausdrücklich und glaubhaft von akuter Suizidalität distanziert und absprachefähig wurde die Patientin aus unserer vollstationären Behandlung entlassen.« Auf der Rückseite drei Unterschriften und die Empfehlung zur Medikation.

Lux knüllt den Zettel zusammen, das Papier faucht. Sie drückt ihre Faust so fest darum, dass sich ihre Fingernägel in den Handballen graben. Die Mappe ist dick, voll von Papieren in unterschiedlichen Farben und Formaten, Notizzetteln mit Klinikstempeln und handgeschriebenen Terminen, Tabellen, therapeutischen Gedichten, Überweisungsscheinen, ein dicker, bunter Packen. Das Informationsmaterial aus der Depressionsgruppe: Müll. Der abgegriffene Therapiestundenplan: Müll. Der Brief, den sie an ihr inneres Kind schreiben musste: Sondermüll. Der Befund von der Blutabnahme, die Spannungskurve für die Angstzustände, das Übungsblatt zur progressiven Muskelrelaxans, die Liste mit den Notfall-Skills, die Überweisung aus dem Krankenhaus, die kaum zu fassende Rechnung, die Flyer sämtlicher Krisendienste in der

Umgebung: alles Müll. Zwölf Wochen *Intensivtherapie*, um dann Pillen zu schlucken, denkt sie, und ihr entfährt ein Schnauben, unwillkürlich, ein paar Blätter rutschen von ihrem Schoß auf den Boden, und sie schiebt sie mit dem Fuß von sich weg, zertritt sie unter ihrem Turnschuh.

Sie hat sich durch die ganze Mappe gewühlt, rückwärts durch drei Monate, als ihr Blick auf eine Frage in dem Papierchaos fällt und sie stutzt: »Meine Warnzeichen für eine nahende Depression sind?«

Und darunter steht in ihrer eigenen Schrift das Wort »Glocke«.

Sie hat es nicht mehr benutzt, seit sie rausgekommen ist, dieses Wort. Seit sie diesen dummen Fragebogen ausgefüllt hat, kein einziges Mal hat sie es ausgesprochen, vielleicht gedacht, aber nur flüchtig, eigentlich hat sie es nicht mal richtig gedacht, seit damals auf der Terrasse der Klinik.

Lux war allein gewesen in der Nacht. Die Zimmergenossin mit den verbundenen Armen, an deren Schnarchen sie sich schon gewöhnt hatte, war weg, »ausgezogen«. Vielleicht konnte Lux deswegen nicht schlafen, das Wegbrechen der Hintergrundgeräusche oder die alte Angst vorm Dunkeln. Vielleicht waren die Scheinwerfer der stillen Krankenwagen, die die ganze Nacht an der Zimmerdecke vorbeifuhren, schuld; oder das Bett, dieses schmale, fremd bleibende Bett, aus dem immer ein Körperteil heraushing. Sie stand auf, ihre Hand griff nach irgendetwas in dem fremden Schrank, in dem sich die Klamotten häuften, etwas weiches Warmes, um auf der Raucherterrasse nicht zu frieren. Eigentlich war das einer der guten Momente. Wenn die ganze Klinik eingeschlafen war bis auf ein paar geisterhafte Schwestern und die Maschinen. Das Schlurfen der Hausschuhe in den leeren Gängen. Das gedimmte Licht, nicht dieses grelle Weiß, mit dem sie einem tagsüber in den Kopf leuchteten. Die schwere Tür zur Terrasse und das

Betonquadrat, darüber ein Stück Himmel und manchmal Sterne. »Gefängnishof« nannten das die anderen.

So stellt man sich das vor, dachte sie, in Hausschuhen, Schlafanzug und riesigen Strickjacken nachts durch die Flure der Klapse schleichen. Wer hat sich diese Strickjacken für verrückte Frauen ausgedacht?, überlegte sie, als sie in den Taschen nach einem Feuer wühlte.

Sie zog das Feuerzeug heraus, und die Kippe rutschte ihr aus dem Mund.

Da war es die ganze Zeit. Leons Feuerzeug, ihr Feuerzeug, das mit dem Luchs. Wie lange muss es dadrin gewesen sein?, stotterte es damals in ihren Gedanken. Ihre Hand fing an zu zittern, und damit auch das ernste Gesicht der Katze auf dem Feuer, ein geschecktes Katzengesicht, dem Leon zwei Büschel über den Ohren eingeritzt hatte. »Um die Katze zum Luchs zu machen«, hatte er gesagt, »sie hatten keine Luchs-Feuerzeuge im Sortiment.« Der Dreck der Raucherfinger sammelte sich in den schiefen, weißen Rillen. Und Lux hatte sich selbst gewundert, dass sie diesen dämlichen Witz immer wieder lustig fand, wenn er sie anfauchte, mit einem kratzigen »Ch«, die Finger zu Krallen verbogen. Lux, *Luchs* – wie das Tier. Es war so bescheuert, dass sie davon jedes Mal Herzklopfen bekam.

Eine Woche später war er tot.

Und du hast es doch nicht verloren, dachte sie dort auf der Terrasse, es war die ganze Zeit in dieser hässlichen Jacke, du hast es nicht verloren, nur musstest du erst irre werden, um es wiederzufinden.

Dann wurde alles unhörbar. Jemand kam nach draußen, um auch zu rauchen, eine Nachtschwester, aber Lux hörte nichts mehr außer einem lauten Rauschen. Sie merkte nur vage, wie diese Person an ihrem Arm rüttelte, alle Kanäle verstopft, Ohropax auch für die Haut, der Mund dieser Person bewegte sich lautlos. Da war

Lux schon weg, schon isoliert unter der Glocke, dickwandig, aber durchsichtig, war am Durchdrehen auf engstem Raum, bloß im eigenen Schädel, aber sichtbar für alle anderen.

Sie zerreißt diesen Zettel. Das Geräusch holt sie in den Bus zurück, macht ihr bewusst, dass sie sich schon wieder schämen könnte für ihre Bemerkbarkeit. Sie stopft die Blätter, die herausgerutscht sind, zurück in die Mappe und versucht, das Ganze in der Mitte durchzureißen, aber es ist zu dick, sie knickt es stattdessen, presst es zusammen. Ihr Blick sucht die Fensterscheiben ab, die sich natürlich nicht öffnen lassen, schon wieder eingesperrt, und sie lässt die Mappe auf den Boden fallen, zwischen ihre Füße, tritt drauf und schiebt sie unter den Sitz, kickt sie mit der Ferse nach hinten, soll sich der Nächste mit ihrer Vergangenheit beschäftigen.

»Alles in Ordnung bei dir?«

Der Himmel sieht wirklich aus wie eine Kuppel, sobald keine Stadt mehr in Sicht ist, und die Sonnenuntergangsfarben laufen daran herunter wie über gewölbtes Glas, das ist in Ordnung. Es ist alles so, wie du es dir vorgestellt hast, also ist es in Ordnung, du bist in einer Stadt eingestiegen, um in der nächsten auszusteigen und dir dazwischen den Rausch am Straßenrand durch die Augen laufen zu lassen, um zu kapieren, dass es nichts gibt, woran du dich festhalten brauchst.

»Ja, alles okay«, tippt Lux und schickt es an Charles.

Bald verschwindet die Landschaft, und die Scheinwerfer fangen an zu blenden. Sie weiß, wie geisterhaft ihr Gesicht von draußen aussieht. Wie das Licht immer wieder darüberfährt und die Pupillen sich zusammenziehen und weiten, während sie nichts sieht außer der Grenze zwischen Gras und Asphalt, die im Licht des Gegenverkehrs ab und zu auftaucht. Ein farbloses Bild, als wäre alles schwarz-weiß über Nacht. Sterne sind keine da, auch keine mondgesichtigen Kühe. Wenn Lux die Stirn gegen die kühle Scheibe presst, meint sie zu wissen, wie es ist, da draußen zu sein, auf einem Feld in der Nacht, allein. Und wenn sie sich nicht gerade fortbewegen würde, wenn sie nicht wüsste, dass die Straße sie woanders hinträgt, an einen Ort, an dem sie nicht bleiben wird, wäre gar nichts in Ordnung.

***

Es rauscht und ruckelt unter ihr. Lux ist aufgewacht, aber sie lässt die Augen geschlossen. Das Rauschen erinnert sie daran, wo sie ist. Ihr ganzer Körper ist so steif, dass sie sich nicht traut, ihre Position zu verändern, vielleicht bricht dann etwas ab. Während sie geschlafen hat, sind ihre Gliedmaßen im Luftstrom der Klimaanlage vereist. Draußen wird es bald hell, und ihr hängen Fetzen eines Traums nach.

Leon war da, auf der Zugbrücke bei ihr zu Hause, obwohl er diesen Ort eigentlich nicht kannte. Er spuckte vom Geländer der Brücke auf die fahrenden Züge hinunter und lachte laut, wenn die Spucke kurz vorm Aufprall auf dem Zugdach durch den Luftstrom zur Seite gerissen wurde. Er versuchte, immer mehr Spucke aus sich heraus zu befördern, und ununterbrochen fuhren die Züge, sodass er immer weiter spucken konnte. Aber Lux wurde unruhig, sie war sich sicher, dass das verboten war, sie rüttelte ständig an Leons Arm, um ihm zu sagen, dass sie Ärger kriegen würden, wenn die Spucke auf dem Zug landete, es wären schon mehrere Leute an so was gestorben, sagte sie, aber Leon lachte sie aus, meinte, das wäre »physikalisch unmöglich«. Er könne es ihr beweisen, man käme wegen des Fahrtwindes nie auf dem Zugdach auf. Er beugte sich weit nach vorne, mit dem ganzen Oberkörper über das Geländer und spuckte einen Riesenbatzen, der strack nach unten fiel, und zack, die Spucke wehte zur Seite. »Siehst du, unmöglich!«, rief er durch das laute Zugrauschen hindurch und grinste, aber Lux sah sich panisch um, und plötzlich stand Leon auf dem Geländer, ragte gerade in den Himmel und breitete die Arme aus. Er lachte laut, »physikalisch unmöglich!«, und Lux griff nach seinen Beinen, aber griff nur Luft. Er fiel steif nach unten, gerade wie ein Stock, und drehte sich um die eigene Achse, viel zu lange drehte er sich für diese Strecke, physikalisch unmöglich lange, und der Luftstrom wehte ihm den Hut vom Kopf, aber trieb den Körper nicht zur Seite.

Ihr Atem beschlägt das Fenster. Lux erkennt den Horizont, der sich langsam aus dem Schwarz heraushebt, und sie sucht die Linie müde ab, aber kann keinen einzigen Baum entdecken.

Sie streckt die Beine unter den Sitz vor sich aus, am schlimmsten tut der Nacken weh, da stößt sie mit dem Ellbogen an etwas neben sich.

Zwei große schwarzrandige Tigeraugen starren sie in der Dämmerung an. Helles Haar fällt darüber, hell wie Schafswolle, so hell, dass Lux sich fragt, ob es nicht Fell ist, es fließt über eine Wange, über ein Kinn, einen Hals, eine Schulter, es gießt sich über einen schlanken Körper, bis zur Taille. Lux' Oberschenkel und das Knie dieser Gestalt berühren sich. Ihre Tigerschlafmaske ist ein bisschen verrutscht und gibt eine Augenbraue frei, die genauso weiß ist wie ihr Haar.

Sie muss an einem der Zwischenhalte eingestiegen sein. Lux sieht an ihr herunter. Mit jeder Minute heben sich mehr Farben und Formen aus der Dunkelheit. Ihre Knie sind mit Rosen überzogen, eine transparenten Strumpfhose, auf die weiße und violette Pastellblumen gedruckt sind. Ein enges dunkelblaues Kleid, ärmellos und bis knapp über die Hüfte. Vom Hals bis zu den dünnen Handgelenken zieht sich weiße Spitze über ihre Arme, ihre Haut blitzt nur minimal dunkler durch die winzigen Löcher, und sie trägt grobe, braune Lederstiefel.

Lux hat noch nie so einen blassen Menschen gesehen.

Das weiße Haar reflektiert das Licht, wirft es zurück. Vom hellen Blaugrau der Dämmerung verwandelt es sich unmerklich langsam in ein Rosa, in ein Elfenbein, in ein fast weißes Strahlen, ein dichtes Fell, ein wilder, weißer Schleier. An den Schläfen hat sie fast Locken, kleine, weiß glänzende Wellen, die von der Stirn abfließen. Eine der Strähnen liegt über der Schulter, steht ab. Und Lux kann nicht anders, sie streckt die Hand aus, greift vorsichtig danach und zieht sie durch ihre Finger.

Ein Schnauben. Lux zieht die Hand schnell zurück, die Strähne fällt. Sie hat ein wildes Klopfen im Brustkorb, ist sich aber plötzlich gar nicht sicher, ob das Geräusch wirklich von dieser Frau kam.

Für ein paar Sekunden sieht es so aus, als würde sie einfach weiterschlafen. Versteinert, kühl und glatt. Sie sieht wirklich aus wie aus Stein gehauen, die scharfen Konturen der Lippen, die Wangenknochen, die feine lange Nase, der Absatz der Augenbraue. Plötzlich hebt sich eine ihrer weißen Hände aus dem Schoß. Träge, schwebend, wie von selbst. Schiebt die Maske über einem Auge hoch. Zwischen den schwarz verschmierten Wimpern blitzt es auf.

»Hast du Wasser?«

Ihre Stimme ist rau vom Schlaf. Lux braucht einen Moment, um zu verstehen, dass die Frage an sie gerichtet ist. »Äh, ja«, sagt sie, und zieht ihre halb volle Flasche Wasser aus dem Netz vor sich.

Ihr Knie klebt immer noch an deinem Oberschenkel.

»Kannst du mal?«

Wieder kapiert Lux nicht, was sie will, sie hat ihr die Flasche in die Hand gedrückt, aber die andere trinkt nicht, hält sie bloß, als wüsste sie nicht, was damit zu tun ist. Dann fällt es ihr auf, natürlich, der Deckel, und Lux schraubt ihn umständlich ab.

Es gluckert laut, als das Wasser in sie hineinläuft, in ein paar Zügen trinkt sie die Flasche leer, bis zum letzten Tropfen, und lässt sie dann einfach fallen, rollend verschwindet sie unter den Sitzen. Der Deckel bleibt in Lux' Hand zurück.

Sie knetet das Plastikteil und blickt aus dem Fenster, ohne wirklich etwas zu sehen. Da rauscht Stadt vorbei im Morgenlicht, aber was für eine Stadt, irgendeine Stadt unter irgendeinem Himmel. Als sie einen unauffälligen Blick zur Seite wirft, merkt sie, dass das Auge nicht zugegangen ist. Es mustert sie unter der Schlafmaske.

»Lux, nicht?«

Sie sagt es richtig. Lux, mit einem richtigen »U«, kein unsauberes amerikanisches Halb-A, wie es sonst alle hier machen, und das »L« auch nicht kehlig, sondern so, wie es sein soll, mit der Zungenspitze gegen die Zähne. Die richtige Aussprache wundert Lux, aber noch nicht die Tatsache, dass sie ihren Namen kennt, da greift die andere schon an ihren Beinen vorbei in das Netz, in dem gerade noch die Wasserflasche gesteckt hat. Sie zieht das zerknitterte Busticket heraus, auf dem Lux' voller Name steht. Ihre Finger sehen irgendwie zäh aus, wie sie das Ticket auseinanderfalten, die Nägel sind so kurz geschnitten, dass man kein Weiß sieht. Sie schiebt sich die Schlafmaske in die Haare, sodass jetzt ein paar Strähnen wie Antennen von ihrem Kopf abstehen, »ich hab mich die ganze Zeit gefragt, was das für ein merkwürdiger Name ist«, sagt sie, »aber du hast ewig geschlafen.« Es klingt wie ein Vorwurf.

Lux schaut sich im Bus um. Die vorderen Reihen sind komplett leer, und auch hinter ihnen sitzen nur noch ein paar vereinzelte Leute, Alleinreisende, die den Rest der Fahrt auf Doppelsitzen verschlafen.

»Warum sitzt du hier?«, fragt Lux und greift nach dem Ticket.

Die andere lässt es sich ohne Probleme aus der Hand nehmen. Sie schnaubt auf. »Warum bist *du* hier?«, fragt sie.

Und dann rückt sie weg, ihre Knie lösen sich von Lux' Oberschenkel, sie zieht sie an und stemmt sie gegen den Sitz vor sich, knallt sie so dagegen, dass das Plastik laut knackt und die Scharniere quietschen.

Sie lächelt. Spitze Zähne kommen zum Vorschein. Die Schlafmaske sitzt immer noch auf ihrem Kopf, und es sieht so aus, als wolle sie sie bereithalten für einen schnellen Identitätswechsel zum Tier. Sie nimmt die Knie doch wieder runter und bückt sich nach etwas am Boden, jede ihrer Bewegungen ist rücksichtslos, jede einzelne. Sie schmeißt sich eine Tasche aus altem, schwarzem Kunstleder, an deren Ecken die Beschichtung abgewetzt ist, auf den Schoß. Lux schielt auf ihre wühlenden Hände, sie entdeckt eine Packung Marlboro, ein glitzerndes Portemonnaie und eine lose Zahnbürste, irgendwann findet die andere eine Dose Kaugummis und schüttelt sie, um zu prüfen, ob noch was drin ist. Es rappelt wahnsinnig laut. Ein Kaugummi landet auf ihrer weißen Handfläche, sie schlägt ihn sich routiniert in den Mund, und ihr Kiefer fängt sofort an zu mahlen.

Vier Augen, die Lux durchleuchten – dann reißt sie sich die Schlafmaske vom Kopf. Steht auf, kramt in der Gepäckablage über ihnen, findet eine kleine Bürste, kämmt sich ruppig die Strähnen durch, geht den Gang hinunter zur Toilette und knallt die dünne Kunststofftür hinter sich zu. Sie hat das Gespräch scheinbar beendet, und Lux' Blick hängt ein paar Momente im Gang, blank, allein gelassen. Die Tasche hat sie auf dem Sitz liegen lassen, und es zuckt in Lux, darin nach ihrer Identität zu wühlen, so wie sie es mit ihrer getan hat.

Sei nicht so passiv.

Dann knackt der Lautsprecher und reißt sie aus ihren Gedanken, die Busfahrerin kündigt an, dass sie jetzt Detroit erreichen, nichts liegen lassen, vor allem keinen Müll, Greyhound ist keine Reinigungsfirma.

Lux packt fahrig ihre Sachen zusammen und ist noch nicht fertig, als der Bus anhält und die Türen mit einem Zischen aufgehen.

Sie stopft ihren Pulli in den Rucksack, will nach der leeren Flasche am Boden langen, tastet den krümeligen Teppich ab, findet sie nicht, sie ist zu weit weg gerollt, sieht auch die Mappe aus der Klinik nirgendwo, wer soll so etwas mitgenommen haben?, und kauert immer noch am Boden, als zwei schwere Stiefel sich in ihr Sichtfeld stellen und sie zwingen hochzusehen.

Sie hat einen dünnen, kurzen Mantel aus Teddyfell übergezogen, ein wenig dunkler als ihr Haar, und der Mascara ist nicht mehr verwischt. Sie sieht auf Lux herunter, als sie ihre Tasche vom Sitz nimmt, und Lux hat das Gefühl, dass ihre Gedanken erraten wurden. Sie würde jetzt gerne sagen, dass sie das nicht gemacht hat, zwar drüber nachgedacht hat, aber niemals würde sie in einer fremden Tasche herumwühlen, so etwas macht man nicht, würde sie gerne sagen, das geht zu weit, da dreht sich die andere um und geht ohne ein Wort.

Als Lux auf der Straße steht und jeden einzelnen ihrer Knochen spürt, wie überfahren, sieht sie sich um, in alle Richtungen dieser überlaufenen Busstation. Aber keine Spur mehr von dem hellen Fell. Als hätte es sie gar nicht gegeben.

Detroit

3

Der protzige Marmorbrunnen sitzt zwischen Rasenflächen, die aussehen, als wären sie mit der Nagelschere gekürzt worden. Die Tatzen der weißen Steinlöwen sind so groß wie Menschenköpfe, und Schildkröten aus Bronze, auf denen noch Erwachsene reiten könnten, kotzen das klare Wasser symmetrisch in die Höhe. Es gibt hier nichts, was die Perfektion stört. Keinen Schmutz, keinen Müll. Woher auch?, denkt Lux. Außer dem schäumenden Wasser bewegt sich hier nichts, keine Spur von Leben, weder Menschen noch Tiere sind hier, um ihren Dreck dazulassen, dieser Park ist die Hölle.

Lux steht sicher zehn Meter vom Brunnen entfernt und versucht es ein paarmal im Hochformat, aber weder so noch quer passt er auf den Bildschirm. Sie schießt trotzdem ein Foto – Marmor, Wiese, Wolken – und vergleicht es mit der Wirklichkeit.

Die Symmetrie lässt alles ein wenig tot wirken. Als wäre das ein monströses Grabmal auf einem sehr gepflegten Friedhof, ein Grabstein für eine ganze Stadt, aber das ist es nicht, was sie stört. Sie sieht hin und her zwischen Realität und Bildschirm, immer wieder. Es liegt nicht am Brunnen. Es liegt nicht an dem, was sie fotografiert. Es ist dasselbe wie mit all den anderen Fotos, ihr Blick sucht das Bild springend ab, irgendwas macht diese Fotos so tot. Sie bleibt stehen, ärgert sich und starrt weiter, hin und her zwischen Brunnen und Bildschirm, zwischen dem großen und dem kleinen Bild. Und nach ein paar Minuten, in denen sie jeden Winkel abgescannt hat und ihr langsam die Augen wehtun, in denen sie schon fast den Verdacht zugelassen hat, dass es vielleicht einfach an ihr liegt und nicht am Foto, fällt ihr endlich auf, was hier nicht passt: Der Himmel ist an der entscheidenden Stelle abgeschnitten.

Diese eine Stelle, an der er Anlauf nimmt und sich gewaltig über sie rollt mit seinen dichten, sich aufblähenden Wolken, die von unten grau anlaufen. Der Himmel macht das hier mit so einer großen, schleudernden Geste, dass es einen innerlich auf den Rücken wirft, als würde man von einem Kinnhaken niedergestreckt.

Klar, dass du das nicht hinkriegst. Man kriegt es nicht hin, den amerikanischen Himmel zu fotografieren, eben weil er eine Kuppel ist, eine gläserne Haube, die sich mit zu viel Schwung über den nördlichen Teil dieses Kontinents wirft, eine Glocke.

Der Guide ruft von der anderen Seite des Brunnens zu Lux herüber, seine Worte kämpfen gegen das Wasser der Fontäne.

Sie hat sich so weit wie möglich vom Wagen entfernt, steht am Rand der breiten Straße, die um das gewaltige Grab herumführt, ein glatter, kreisrunder Asphaltring, auf den mindestens vier Autos nebeneinander passen. »Dreimal herum, und Sie haben das Foto im Kasten!«, hatte er gesagt, aber Lux bestand darauf auszusteigen. Dabei macht sie die Fotos eher als Alibi, um noch ein wenig länger draußen zu bleiben, ihm und seinem Gerede fernzubleiben. »Nachts«, hatte er gesagt, »wenn die Parkbesucher weg sind, hat die Polizei hier keine Chance.«

Welche Parkbesucher denn, wem soll hier etwas verkauft, an wem soll hier etwas verbrochen werden?

Es ist niemand hier. Alle, die es konnten, haben die Stadt verlassen.

Sie hat es schon auf dem Weg zum Hostel gemerkt. Erst fiel ihr nicht auf, was in den Straßen so merkwürdig war, dann, als sie an eine riesige Kreuzung kam und der Fahrer des einzigen Autos, das dort an der roten Ampel wartete, sie sehr lange musterte, merkte

Lux, dass es keine Fußgänger gab. Es war so still, dass man das Klacken seines Blinkers hörte. Ihr kam es nicht geheuer vor, als Einzige hier ohne Auto unterwegs zu sein, diese Tour zu buchen war nur eine Notlösung, um die Zeit totzuschlagen, bis sie am nächsten Morgen weiterfährt. Wenn sie ehrlich zu sich ist, hält sie diese Stadt schon jetzt nicht mehr aus. Es fühlt sich an, als wäre sie vom Rest des Landes abgeriegelt. New York ist zwar auch einsam, ist übervoll von Menschen, die aneinander vorbeistarren, aber es gibt immer jemanden in Reichweite, sogar nachts, in wortwörtlicher Reichweite.

Sie geht so langsam wie möglich zurück zum Guide, ein bisschen Wasser nieselt auf ihr Gesicht, als sie näher an die gewaltige Fontäne kommt, die rauscht wie ein Wasserfall, Lux will ihre Hand hineinhalten, in dieses künstliche, pompös aufbereitete Wasser. Das Licht kämpft sich durch die apokalyptischen Wolken. Es sieht aus, als hätte man versucht, hier etwas Bedeutendes zu imitieren, die Sehnsucht nach Geschichte, aber es ist nur Drama dabei herausgekommen. Der Stein ist so sauber, als käme er direkt aus der Fabrik.

Lux öffnet die Tür und lässt sich auf den Beifahrersitz fallen, er hat den Motor die ganze Zeit laufen lassen. Sie wischt ihre nassen Hände an ihrer Jeans ab, und er redet ohne Unterbrechung weiter.

»Wenn Sie nach rechts sehen, können Sie die Statue von … Ferdinand Schiller, einem großen deutschen Dichter, entdecken, er lebte von … 1760 bis 1806.« Es scheint ihn nicht zu interessieren, ob sie ihm zuhört, Lux hatte schon von Anfang an das Gefühl, dass er durch sie hindurchsieht und dass das ausnahmsweise nicht an ihrer Unscheinbarkeit liegt. Es sah einfach so aus, als hätte er es schon vor längerer Zeit aufgegeben, mit irgendwem Kontakt herzustellen.

»Dahinter ist das Whitcomb Conservatory, mittlerweile geschlossen, es tut mir leid, schauen Sie bitte weiter nach rechts, in der Mitte des Flusses beginnt Kanada, aber bitte nicht schwimmen, der Detroit River beherbergt viele tote Menschen und Körperteile. Neun von zehn Verbrechen bleiben in Detroit unaufgeklärt, wir haben die höchste Mordrate in den USA, bei uns ist die Polizei chronisch unterfinanziert. Wenn Sie jemanden ertränken möchten, ist hier der richtige Ort.«

Der Fluss sieht dunkel, aber eigentlich sauber aus, zieht sich an den Weiden vorbei, die der Wind schräg stellt. Auf der anderen Seite die Skyline, die hohen, stillgelegten Türme einer toten Industrie.

Sie fahren über die Brücke zurück nach Downtown. Verschwendete, aufgebrochene Straßen, die keiner benutzt. Riesige Parkplätze, auf denen Autos ohne Nummernschilder rosten, Cafés mit Terrassen, auf denen niemand sitzt. Alle sind weggezogen, alles ist zu breit, es gibt zu viel Platz, man könnte die Stadt auf ein Zehntel herunterschrumpfen, und sie wäre immer noch leer, selbst die Graffiti sehen uralt aus. Kohlschwarze Mauerskelette und große Tuben, die Heizluft durch die Stadt führen, an die wenigen gespenstischen Haushalte, die noch funktionieren. Und ein paar Meter über dem Asphalt zieht die einzige Straßenbahnlinie ihren Kreis, People Mover heißt sie, als wäre es nicht selbstverständlich, dass sie Menschen transportieren soll.

Wahrscheinlich ist sie längst weg, denkt Lux, und es flimmert vor ihren Augen wie eine kurze Signalstörung. Es ist unmöglich, jemanden zufällig in einer Stadt zu treffen, in der sich niemand auf die Straße traut.

In Lux' Ohren bricht eine kurze Taubheit, die sich sirrend wieder auflöst, ein leiser Ton, der sich hochschraubt und dann verschwindet.

Du hast sie doch genommen, die Tablette, du kannst dich daran erinnern, im Bus, bevor du eingeschlafen bist, bevor sie sich neben dich gesetzt hat.

Und wieder gehen ihr Namen durch den Kopf: Claire, Blake, Alice, Gloria?

Sie ist doch keine Puppe, der du einen Namen geben kannst.

Einen Wunsch ersticken. Es flackert im Blick.

Sie kurbelt das Fenster runter und lehnt sich hinaus. Manche Häuser haben Rundbogen, Absätze, Verzierungen, Türme, aber auf allen liegt ein Grau wie von Rauch. Sie fragt sich, wie viele der Wohnungen hinter den Fenstern leer sind, viele sind zugenagelt oder eingeschlagen, überall bröckeln Backsteine heraus wie faule Zähne.

Warum bist du hier?

Irgendwo hat Lux mal gelesen, dass Detroit jetzt aussieht wie New York in den Siebzigern, nur die Menschen fehlen, das Kaputte ist da, aber das Lebendige nicht, ist abgezogen, eine Folie, die sich abgelöst hat. Auch in dem Achterzimmer des Hostels war Lux allein und hat es nicht ausgehalten, dort im Bett liegen zu bleiben. Man könnte seine Identität verlieren in so einem Zimmer, sie sickert aus einem heraus, während man die Risse an der Decke anstarrt, in einem fremden Bett irgendwo zwischen Ost- und Westküste, und Charles geht nicht ans Telefon, es ist ja auch Nacht bei ihr, und Menschen müssen schlafen, aber sie wollte ihr Telefon anlassen, für die Notfälle, »Ruf mich an, immer, wenn du willst, ich bin da«, das hat sie gesagt, »trotz Atlantik«.

Warum bist du hier?

»Wie viele Menschen haben hier mal gelebt?«, fragt sie den Guide, um sich abzulenken, sie muss mit irgendwem sprechen.

»Seit der Bekanntgabe der Insolvenz ist die Bevölkerung von Detroit um sechzig Prozent geschrumpft, vier von fünf Häusern unbewohnt, der Großteil ist in die nächstgelegenen Ballungsräume abgezogen.«

Auf einem Grünstreifen neben der Straße sitzt jemand im Rollstuhl, um Geld von den Autofahrern zu sammeln, um ihn herum lagern Tauben. Als der Wagen an der roten Ampel hält, steht er einfach auf, ohne eine Krankheit in den Beinen, und drückt sein Gesicht fast an die Scheibe, große Poren auf der geröteten Nase, feinledrige Tränensäcke. Er klopft. Aber der Guide scheint ihn nicht zu bemerken, er schaut geradeaus und redet weiter, ohne auch nur einmal ins Stocken zu geraten, als trüge er Scheuklappen, Lux sieht nur, wie sein Unterkiefer sich mechanisch hoch- und runterbewegt, dahinter der feuchte Hundeblick des Säufers jenseits der Scheibe. Als er sich zur Seite beugt und sie anguckt, sieht sie schnell weg und ist froh, als das Auto sich wieder bewegt.

Der Guide redet und redet, aber es ergibt keinen Sinn, seine Worthülsenketten ziehen an Lux' Ohren vorbei, nur ein Haufen Laute. Die kleine Taubheit bricht wieder in ihre Ohren, sie steckt einen Finger in eines und ruckelt darin herum.

Der Guide wechselt die Sprache, und sie versteht nichts mehr.

Warum bist du hier?, hat sie dich gefragt.

Draußen werden die Häuser flacher.

Warum hast du sie nicht nach ihrem Namen gefragt? Warum hast du sie nicht gefragt, wo sie schläft? Warum hast du sie nicht festgehalten an ihrer Hand oder ihrem Haar, warum hast du nicht in dieses helle Fell gegriffen und sie zurückgehalten?

Du könntest genauso gut nicht hier sein, es wäre egal. *Sei nicht so passiv.*

Lux entsperrt hastig ihr Telefon, aber bei Charles geht wieder nur die Mailbox ran. »Ruf mich an, wenn du wach bist«, schreibt sie und probiert es dann noch zweimal hintereinander. Leon hätte keine Angst gehabt, im Park zu übernachten, denkt sie plötzlich ohne Zusammenhang, und draußen kommen einstöckige Häuser in Sicht, amerikanische Leichtbauten mit Vorgärten, halb verfallen.

Leon hätte euer Zelt im Park aufgeschlagen. Unter einer Weide hättet ihr gecampt, das Rauschen der Blätter zum Einschlafen, daneben die Leichen im Fluss, und wenn du in der Nacht aufgewacht wärst und seinen Körper umarmt hättest, wärst du sofort wieder eingeschlafen, von der Wärme und dem süßen Geruch, Leons Körper zersetzt sich in der Erde.

Das Rauschen in Lux' Ohren wird lauter. Sie knetet ihre Hände.

Leon ist immer vor dir wach geworden, vor allem auf den Reisen. Leon hat dich am Arm zu den Dingen gezogen, die er schon entdeckt hat, während du noch im Zelt lagst, hat dir den Arm ausgekugelt, ihn dir fast ausgerissen, du noch mit Schlafsand in den Augen, und er hat dich mit Späßen wach gemacht, du bist eigentlich schon lachend aufgewacht, prustend, nach Luft schnappend, am Ersticken.

Sie reibt sich über die Schläfen, presst die Fingerkuppen hinein, versucht, wieder ein Gefühl in ihre Hände zu kratzen. Plötzlich fährt die Scheibe in ihrem Fenster hoch und drückt ihren Ellenbogen weg. Der Guide schaltet das Radio an, und kurz hört Lux wieder alles, aber überscharf, zu laut, als hätte man ihr Watte aus den Ohren gerissen.

»Jetzt fahren wir durch den schlimmen Teil der 8 Mile, hier ist der King of Hip-Hop aufgewachsen, bitte umsehen, Fotos machen, aber nicht aussteigen, wir können hier nicht anhalten, diesmal keine Ausnahme, bitte.«

Ein trockenes Klacken fährt durch die Türen und bricht Lux das Rückgrat, er hat sie verriegelt.

Der Wagen biegt ab. Ein gemaltes Holzschild am Eingang des Viertels, eine weiße und eine schwarze Hand, zum Beten zusammengelegt, darunter, in schiefen Buchstaben:

»Area infested by crackheads
secure belongings and
pray for your life«

Lux schaut dem Schild nach. Der Song im Radio ist im Rauschen untergegangen, und es rauscht jetzt auch im Blick, sie versucht, sich mit dem Blick in die vorbeiziehenden Häuser zu krallen, da ist eine eingekrachte Veranda, gesplitterte Scheiben, zugenagelte

Löcher, verbrannte Bäume wie Skelette, abgebrochene Zaunlatten wie Knochen, ein Haus mit halbem Dach wie ein halbes Gesicht, die Hälfte des Gesichts weg, davor ein Typ, er starrt den Wagen an, durch die Scheibe, starrt Lux an, und er hebt die Hand zu einem »Fuck you«, hebt sie zu einem »Fuck off«, und er hat ja recht, Lux, verpiss dich doch, schaff dich weg.

Ihr Blick schießt über die Oberfläche des Wagens. Das Lenkrad, die Schaltung, die Wasserflecken auf der Scheibe, der Guide, die Knie, die Hände, die sich selbst kneten. Die Hände sind taub, tot, und klatschen zusammen, ein Kopf dreht sich um, und ihre Stirn presst sich gegen das Fenster, ihr Kopf drückt so sehr gegen das Glas, dass es knirscht, aber Lux hört es nicht, nur Rauschen, auch im Blick, etwas Weißes.

Da flimmert etwas Weißes auf der Straße.

Lux reißt am Griff der Tür.

Jemand versucht, sie an der Schulter zu greifen, und sie schlägt die Hand weg, rammt ihre Schulter gegen die Tür, sie öffnet sich, und Lux fällt heraus, stolpert auf den knochenlosen Beinen. Sie läuft die Straße zurück, so schnell sie kann, auf der Fahrbahn, zurück zum Weiß.

Du bist nicht verrückt, da sitzt sie doch. Erkennst du mich noch?, denkt Lux erst und sagt es dann: »Erkennst du mich noch aus dem Bus, du hast neben mir geschlafen mit deinen weißen Haaren, deinen Tigeraugen, deinen Kaugummis, du hast mein Wasser getrunken und meinen Namen erraten, du hast neben mir gesessen, erkennst du mich noch, wie ist deine Name, wie denn?«

»Kat«, sagt sie, und ihre Asche fällt auf die Dielen der Veranda. »Beruhig dich mal.«

4

Das Zimmer ist leer. Nur ein paar hellere Flecken heben sich dort ab, wo früher Möbel standen, und diese Umrisse eines alten Lebens lassen den Raum noch verlassener wirken. Lux sitzt auf dem Boden, im Schneidersitz, mit dem Rücken gegen die Wand gelehnt. Sie kann sehen, wo der Fernseher hing, von dort, wo sie sitzt, hätte sie ihn perfekt im Blick, hier muss das Wohnzimmer gewesen sein. Ein Kabel ohne Glühbirne hängt von der Decke, nur die verletzten Drähte ragen ins Leere.

Die fleckige Matratze ist ohne Rost oder Laken, ein großer, zerwühlter Schal liegt darauf, den Kat wohl als Decke benutzt. Statt eines Kissens der zusammengestauchte, helle Mantel aus Teddyfell, den sie schon im Bus anhatte.

Kat, eigentlich Kathryn, aber nenn mich Kat, wie die Katze, nur mit K.

Lux hatte das Gefühl, dass das der einzige Name war, den sie sich nicht in den Stunden davor für sie ausgedacht hatte, aber natürlich, Kat wie die Katze.

Ihr Koffer liegt offen da, wie ein aufgesperrtes Maul oder eine Falle. Lux hat hineingesehen, als Kat aus dem Raum ging, um Wasser zu holen. Eine Collegejacke liegt darin, blau und knallgelb, aber man kann nicht erkennen von welcher Universität, Shirts mit aufgedruckten Sprüchen, dazwischen Glitzer und Spitze.

»Hier.« Kat drückt ihr eine Tasse in die Hand, und Lux wundert sich einen Moment lang, wo sie sie her hat. Sie trägt immer noch dasselbe wie im Bus, das war ja auch erst heute Morgen, sie kann sich Kat auch gar nicht in anderen Klamotten vorstellen, so zugehörig sieht dieses Outfit an ihr aus.

Kat geht zum Koffer, schlägt ihn zu und lässt sich auf die Matratze fallen. Sie setzt sich Lux direkt gegenüber. Ein Bein angewinkelt und mit dem Schuh auf der Matratze, das andere ausgestreckt, den Rücken lässt sie auch gegen die Wand sinken. Sie sitzt ein paar Meter weit weg, aber es macht Lux nervös, diese direkte Konfrontation, dabei sagt sie nicht einmal was. Ihr eigener Blick rutscht an der Leere der Wände ab, es gibt nichts, woran er sich festhalten könnte, nur ein bisschen Dreck am Boden und der nicht mehr vorhandene Fernseher über Kats Kopf, sie kann nicht ständig Kats Haare ansehen.

Du sitzt mit ihr in diesem leeren weißen Würfel.

Kats Telefon gibt einen Ton von sich. Sie murmelt »sorry«, was Lux überrascht, und greift danach, ihr Daumen fliegt über die Tastatur.

Lux trinkt von dem kalten Wasser, der Henkel der Tasse ist abgebrochen, und sie sucht ein Stück am Rand, an dem die Keramik nicht abgesplittert ist. Sie sieht wieder alles, hört alles, sogar Kats Schlucken beim Trinken, sieht die Staubflocken in dem bisschen Licht, das durch das Fenster schießt, mit Spanplatten ist es zugenagelt und »6.000 $ for sale« steht von außen drauf, anscheinend braucht sie Geld. Die Bedrohung von den Straßen hat sich hier aufgelöst, Lux ist ihr entkommen, hierher, fühlt sich wieder in Sicherheit, aber das liegt sicher nicht an diesem trostlosen Zimmer.

Kat hatte nicht weiter nachgefragt, was mit ihr los war. Als Lux sich draußen vor sie gekauert hat, hat sie ihr einfach eine Zigarette in die Hand gedrückt, sie war schon angezündet, und Lux zog daran, als hinge ihr Leben davon ab. So schnell hat sich die Glocke noch nie verzogen, als läge es an dieser magischen, amerikanischen Zigarette. Lux wagt gar nicht erst, darüber nachzudenken, wie unwahrscheinlich es eigentlich war, dass sie Kat wiedergetroffen hat, weil sie sich dann auch fragen müsste, wie dieser Anfall sonst ausgegangen wäre.

»Du … willst das Haus verkaufen?«, fragt sie, um die Stille zu brechen.

Kat schüttelt den Kopf. »Is doch nicht meins. Hab nur nen Schlafplatz gebraucht«, sagt sie, tippt zu Ende und schmeißt das Telefon neben sich auf die Matratze. Dann kramt sie zwei Zigaretten aus ihrer Schachtel, eine wirft sie quer durch den Raum. Sie landet vor Lux' Füßen.

»Dann kennst du die Leute, die das Haus verkaufen?«

»Nee. Auch nicht.«

Lux dreht die Zigarette langsam zwischen den Fingern. Ihr Blick verirrt sich zur Tür, zum Rahmen, zum Schloss, sucht nach Aufgesplittertem. Ob sie mit ihrem Stiefel die billige Tür wie im Saloon, denkt sie, aber sieht schnell wieder weg, als sie merkt, dass Kat sie beobachtet. Und dass sie dabei lächelt, als könnte sie dieses bescheuerte Bild in Lux' Kopf auch sehen.

»War offen«, sagt Kat, und Lux glaubt es.

Sie schweigen ein paar Minuten, und der Zigarettenrauch kräuselt sich gegen die Decke. Ihre Blicke treffen sich.

»Wohin bist du unterwegs?«, fragt Lux.

»Westküste, du?«

»Ja, auch.«

»Dann lass uns zusammen weiter.«

Lux fährt ein Schwall Rauch in die Lunge, sie hustet.

»Du fährst doch auch bald weiter?«, schiebt Kat hinterher und: »Hast du einen Führerschein?«

»Ja«, sagt Lux, »ja«, und nickt und hustet. Sie hustet das Brennen aus der Lunge.

»Hast du auch Geld?«, fragt Kat weiter, und Lux will automatisch wieder nicken, doch dann kommt die Frage in ihrem Kopf an, und sie stockt, sofort fängt Kat an zu lachen und winkt ab: »War nur ein Witz, nur ein kleiner Witz.« Und Lux nickt, trinkt in großen Schlucken, um das Kratzen im Hals wegzuschlucken, um ihr aufgeheiztes Gesicht hinter der Tasse zu verstecken.

5

»Meine Letzte hat auch alles auf Sex bezogen. Sie hat immer so große Augen hinter ihrer Brille gemacht«, sagt Kat, reißt die Augen auf und bleibt neben dem Berg aus polierten Orangen, die zu einer Pyramide gestapelt sind, stehen.

»Und dann hat sie mir jede Woche fünfzig Minuten lang in den Schritt gestarrt, also im übertragenen Sinn.«

»Analytikerin?«, fragt Lux, und ihr Blick klettert über die perfekten Orangen. Auf jeder einzelnen blitzen dieselben Reflexe von den Leuchtstoffröhren an der Decke. Überhaupt sieht das Obst hier zu gut und zu bunt aus, denkt sie, als sie sich umsieht, die Äpfel sind rot, die Zitronen gelb und die Blaubeeren blau, reine Farben, als wären die Früchte in ihrer eigenen Haut verpackt und alles zusammengestapelt wie Bauklötzchen. Kat scheint irgendwas zu suchen.

Sie schnalzt mit der Zunge. »Nee. Verhaltenstherapie.«

»Und du? Hast ihr viel über deinen Schritt erzählt?«, fragt Lux, aber so, dass man es für ein Spruch halten könnte, keine ernst gemeinte Frage. Kat sieht so aus, als könnte sie haben, wen sie will. Wenn sie denn überhaupt will.

»Hab die Beine breitgemacht«, sagt Kat. »Sind diese Teile aus Plastik?«

Sie greift nach einer der untersten Orangen. Lux sieht ihrer weißen, zähen Hand zu, die sich um die Kugel legt und anspannt, sie hört schon in ihrem Innern: das Rutschen, das dumpfe Aufschlagen, die Lawine aus saftschweren Kugeln, die über den Plastikboden des Supermarkts in entlegene Ecken rollen, und Kat mittendrin, mit einer einzigen Orange in der Hand.

Kat zieht sie raus. Die Pyramide sackt ein bisschen ein, und ein schwarzes Loch bleibt im Orange zurück. Lux atmet weiter.

»Mir hat einer mal seine Doktorarbeit vorgelesen, drei Sitzungen lang«, sagt sie, und Kat nickt, tauscht die Orange gegen einen Pfirsich, dann den Pfirsich gegen einen Apfel.

»Um was ging's?«, fragt Kat.

»Ob man suizidalen Mädchen Trizyklika geben darf oder ob sie sich dann nicht trotzdem umbringen, weil sie davon fett werden.«

Eine alte Frau, die in ein paar Metern Abstand die Zitronen mit einem Plastikhandschuh befühlt, verfolgt Kats Bewegungen.

»Und was kam raus?«

»Dass man sie besser schlank lässt.«

»Sicher«, sagt Kat und sucht sich einen kleineren Apfel aus, »haben doch kein größeres Problem, die schönen, jungen Dinger.«

Die Frau starrt böse zu ihr. Als die Alte anfängt, ihren eingepackten Finger zu schütteln, sieht Kat es nicht oder ignoriert es. Lux fühlt sich angesprochen, die Frau glotzt jetzt sie an, dabei fasst sie doch gar kein Obst an, sie zuckt mit den Schultern, hält die Hände abwehrend hoch, als wäre sie gestellt worden.

»Was ist?«, fragt Kat und folgt Lux' Blick.

Das Obst liegt still, und ein leiser Popsong läuft vor sich hin, nur der Zeigefinger der Frau bewegt sich, und Kat starrt sie an, ausdruckslos, den Apfel in der Hand. Irgendetwas wird jetzt passieren, denkt Lux. Und sie würde jetzt gerne verschwinden, nichts damit zu tun haben, würde sich gern unbemerkt um eines der Regale schieben, die zu irgendwelchen anderen Lebensmitteln führen, da löst sich Kat aus ihrer Starre. »Arschloch«, sagt sie, aber leise, wie zu sich selbst, und legt den Apfel zurück zu den anderen.

Als sie weitergehen, dreht Lux sich noch ein paarmal zu der Frau um, die kopfschüttelnd zwischen den Früchten zurückgeblieben ist.

»Nimmst du gerade irgendwas?«, fragt sie Kat, die Stille ist ihr unangenehm, ihr jagt ein Schauer über die Arme, sie stehen mittlerweile zwischen den Kühlregalen.

Kat schüttelt den Kopf.

»Nur Ritalin fürs ADHS. Und Vitamin D.«

Kat nimmt ein kleines Fläschchen mit Ingwerkonzentrat aus dem Regal, liest, was draufsteht. Wenn Ritalin also kein Medikament ist, denkt Lux, dann ist ADHS hier auch gar keine Krankheit, sondern vielleicht eher so etwas wie Kurzsichtigkeit. Kat greift nach einem zweiten Fläschchen, steckt beide in ihre Manteltasche.

Und vielleicht ist deine »mittelgradige Episode« für Kat auch bloß eine lahme Verstimmung, nach allem, was sie dir schon erzählt hat, die Tonne an Medikamenten, die wechselnden Therapien, sie macht am laufenden Band Witze darüber. Etwas, über das man längst hinweg ist. Wie die Pubertät.

Lux' Telefon klingelt, sie zuckt zusammen.

»Ich muss da kurz ran«, sagt sie, und Kat nickt, schlendert weiter, mit den Händen in den Manteltaschen, als würde sie hier einen Spaziergang machen. Dieser Supermarkt ist besser besucht als jede andere Attraktion der Stadt, Lux hat an keinem Ort in Detroit so viele Leute zu Fuß gesehen wie hier.

»Hey, Charles.«

»Shit, Lux, tut mir leid, ich hab geschlafen wie ein Stein.«

»Kein Problem.«

»Was war denn los? Alles okay?«

»Ich …«, Lux sieht, wie Kat nach einer Packung Chips greift und sich interessiert die Inhaltsstoffe auf der Rückseite durchliest, »… bin in Detroit.«

»Du hast so oft angerufen.«

Die Sorge tropft aus ihrer Stimme. Lux kann auch Mitleid durchs Telefon hören, über einen Ozean hinweg, Charles, die sie öfter als ihre Eltern gefragt hat, ob das eine gute Idee ist, alleine, so weit weg, mit alldem.

»Ist schon wieder okay«, sagt Lux und weiß nicht, wie sie diesen Satz sagen soll, damit sich andere keine Sorgen mehr um sie machen.

Charles seufzt. »Vielleicht war das keine gute Idee zu reduzieren. Kannst du da zum Arzt?«

Lux wirft die Augen an die Decke. Die Leuchtstoffröhren blenden sie, und für ein paar Sekunden sieht sie danach tanzende schwarze Flecken.

»Charles, es geht schon, wirklich.«

»Okay. Aber pass auf dich auf. Und ich stell mein Telefon jetzt lauter.«

»Schon okay.«

Als sich die Flecken im Blick verziehen, ist auch Kat weg. Lux sieht sich um. Sie verfällt ins Gehen, schneller, ans Ende des Ganges, sucht sie, wendet den Kopf, sieht in den nächsten Gang, beruhigt sich wieder.

Kat greift nach einer kleinen Packung Erdnüsse. Es ist eine dieser verbeulten Vakuumverpackungen, eine Handvoll Nüsse, die unter einer Plastikhaut zusammengequetscht sind wie ein Geschwür. Sie liest sich wieder die Rückseite durch, dann verschwindet das Päckchen in ihrer Manteltasche.

»Hast du genug Medikamente dabei?«, fragt Charles am Telefon.

»Äh. Ja«, sagt Lux.

»Und, ich meine, wenn's dir wirklich schlecht geht, kannst du ja auch zurückkommen. Ich meine, ist mutig, was du machst, ich will nur nicht, dass du dich … unter Druck setzt, weißt du? Es wär auch okay, wenn du einfach zurückfliegst. Aber das weißt du ja. Scheiße, ich will mich nicht anhören wie deine Mutter«, sagt Charles und lacht auf.

Kat lächelt Lux an. Ihre spitzen Zähne kommen zum Vorschein. Eine Echse, denkt Lux und erwartet für einen Moment, dass sich eine schmale, gespaltene Zunge zwischen ihren Lippen zeigt.

»Lux?«

»Äh, ja. Keine Sorge. Ich hab jemanden getroffen.«

»Jemanden getroffen?«

»Ja, wir fahren gemeinsam weiter. Erst mal.«

»Ein Typ?« Charles' plötzliche Spannung in der Stimme, ihr plötzlicher Überschuss an Neugier holt Lux ins Gespräch zurück.

Wie sehr sie darauf hofft, dass du dich wieder in irgendwen verliebst. Als bräuchtest du eine neue Krücke.

»Kein *Typ*.«

»Okay, okay. Amerikanerin?«

»Ich denke schon«, sagt Lux und geht durch das Labyrinth der Regale, sie hat Kat wieder aus den Augen verloren.

»Das ist sicher gut. Wenn du nicht allein bist«, sagt Charles.

Da ist sie wieder. Spricht mit jemandem, einem jungen, blassen Typen mit strähnigem Haar. Er hat einen Pappkarton unterm Arm. Sie macht eine Geste, als würde sie etwas durchschneiden, eins der Symbole von diesem Kinderspiel, Schere, Stein, Papier. Der Angestellte zeigt irgendwohin, erklärt. Als Kat wieder weg ist, starrt er eine Weile auf den Karton in seinen Händen. Als wüsste er nicht mehr, was damit zu tun ist.

»Okay, Charles, ich muss weiter, meld mich«, sagt Lux, und Charles sagt: »Ja, ruf an, wenn was ist, immer, und mach Fotos, ja?«, dann ist sie weg.

Lux findet Kat bei dem Zubehör für Telefone. Sie liest sich gerade die Rückseite einer Speicherkarte durch.

»Mit wem hast du gesprochen?«, fragt sie.

»Mit ner Freundin.«

»Freundin-Freundin? Oder *deine* Freundin?«

»Äh. Freundin-Freundin.« Lux nimmt ein Ersatzladekabel in die Hand. Sie weiß nicht, wohin mit ihren Händen.

»Macht sie sich Sorgen um dich?«

»Sorgen?«, fragt Lux, als wäre das abwegig.

»Na, weil du hier allein bist. Mit deinen Problemen.«

Kats Blick kriecht Lux unangenehm unter die Haut. Sie zuckt mit den Schultern. Hängt das Gerät wieder zurück an seinen Haken.

»Machen sich deine Eltern Sorgen?«, fragt Kat weiter.

»Na ja«, sagt Lux und muss wegsehen, warum bohrt sie so, denkt sie, warum will sie das wissen?, »wie Eltern halt so sind. Deine nerven dich doch sicher auch damit.«

Für ein paar Sekunden drängen Kats Augen weiter in Lux. Dann, plötzlich, bricht ein Lächeln in ihr Gesicht, und die Kälte ist mit einem Schlag weg.

»Nicht mehr vorhanden. Deck mich«, sagt sie, aber bevor Lux verstanden hat, schneidet Kat mit einer großen Küchenschere, an der ein Preisetikett befestigt ist, die Verpackung der Speicherkarte auf, mit dem nächsten Griff hat sie den kleinen Chip in der Hand. Lux sieht sich um, der Junge mit dem Karton läuft an ihnen vorbei und starrt Kat auf den Rücken, aber er guckt schnell weg, als Lux' nervöser Blick und seiner sich treffen. Kat klemmt das kleine Ding in den Kartenhalter und schiebt ihn zurück in ihr Smartphone.

»Du solltest dir auch was besorgen«, sagt sie, als sie die Schere an die Regalwand und die kaputte Packung hinter die intakten hängt, mit absolut ruhigen Händen.

»Ich … bin dafür nicht gemacht«, sagt Lux und fragt sich, ob Kat es eigentlich hören kann, ihr wahnsinnig lautes, panisch klopfendes Herz. Das ganze Zeug, das sie sich in die Taschen gepackt hat.

»Ach. Adrenalin wirkt aber besser als deine Serotonin-Wiederaufnahmehemmer. Was ist damit?«, fragt Kat und dreht einen Ständer mit Sonnenbrillen, der in der Nähe der Kasse steht.

»Kat, nein.«

»Komm. Ich mach den elektronischen Krempel ab, und du setzt sie auf.«

»Und dann?«

»Einfach rausspazieren.«

Kat zieht eine Brille heraus und reicht sie Lux. Sie zögert. Sieht zu den Kassenbändern. Nur drei davon sind besetzt. Die Angestellten ziehen stoisch Produkte über die Scanner, es piept unregelmäßig, die Kunden stehen Schlange, warten brav. Und wenn es hier Kameras gibt, denkt sie, die amerikanischen Gefängnisse sind alle privatisiert. Lux sieht Kat an. Setzt die Brille auf.

»Zu spießig für dich«, sagt Kat sofort und greift nach einer anderen mit Metallrahmen.

»Kat, ich …«

»Hier.« Sie hat das Etikett, das wegen des dünnen Rahmens schlecht an der Brille befestigt ist, schon entfernt und es auf den Boden fallen lassen.

»Und jetzt schieb sie dir ins Haar und probier noch zwei andere an«, sagt sie, hält ihr Smartphone hoch und schießt ein Foto von Lux, die sich nicht dagegen wehren kann, weil alles zu schnell geht.

Als der Kassierer die Dose Kaugummis über den Scanner zieht und dann zu Kat hochsieht – es ist der Junge mit dem Karton –, wirkt es wieder so, als hätte er vergessen, was als Nächstes kommt, so blank ist seine Stirn. Lux versucht, die Hitze in ihrem Gesicht wegzukämpfen, der Metallrahmen der Brille steckt ihr glühend in der Kopfhaut, das Herz klopft stärker als bei ihren Anfällen.

»Kassenbon?«, fragt er. Seine Augen leuchten.

»Brauch ich nicht, danke«, sagt Kat und lächelt höflich.

6

In Lux ist alles sauer. Sie blinzelt, versteht und spürt nichts, erschrickt. Wirft den eingeschlafenen Arm von sich, es hat sie schon immer panisch erschreckt, mit gefühllosen Gliedmaßen aufzuwachen. Stößt mit der tauben Hand gegen etwas diffus Hartes. Tastet daran herum, knetet und drückt unerträglich kribbelndes Blut in die Faust, bis sie wieder lebendig wird. Ein kaltes Tischbein aus Metall, um das sich ihre Finger schließen, Kanten steigen langsam aus dem Dunkel, und draußen in der Stadt heult eine Sirene. Es ist die Grenze zum Tag.

Ihr wart auf dieser Party. Ihr wart auf der Straße und irgendwann in einem Aufzug.

Kat, die ihren Lippenstift auf dem Spiegel des Aufzugs verschmierte. Die Farbe war auch an den Rändern ihres Mundes verteilt, kroch über die Lippen hinaus.

Lux blinzelt, aber es wird nicht heller. Erst als sie sich auf den Rücken dreht und den fast lautlos rotierenden Ventilator an der Decke ausmacht – seine Blätter zerschneiden gleichmäßig das Dunkel –, fällt ihr ein, wo sie liegt.

Sein Apartment. Sie liegt auf dem Boden, auf einem Teppich, in einem Schlafsack, neben Kat. Rechts hinter ihr müssen diese Mädchen auf dem Sofa schlafen. Lux reckt den Hals und sieht hinter sich. Da hebt sich tatsächlich ein Körper schwarz in der Dämmerung ab, hebt und senkt sich minimal im Schlaf. Aber dieses schwere Schnaufen, das sie hört, passt nicht zu dem Bild.

Vage fällt ihr die Nacht wieder ein und Teile vom Tag. Ihr Kopf will platzen, und es fiept noch leise im Ohr vom Bass. Lange kann sie nicht geschlafen haben.

Ihr wart in den GM-Türmen. Kat wollte sich unbedingt Kanada im Aufzug ansehen, nein, »sich über Kanada erheben«, wie sie sagte, im Aufzug eines amerikanischen Wolkenkratzers, und Selfies auf den Autos machen, die sie dort immer noch ausgestellt hatten als Erinnerung an bessere Zeiten. All die Modelle, während der Rest verfault, »diese Idioten«, sagte sie. Und du wolltest herausfinden, ob es abends im Park wirklich so schlimm ist, wie du gestern noch dachtest, aber mit ihr war es plötzlich ein Spaß, natürlich, das verfaulte Detroit war plötzlich ein Spielplatz, ihretwegen, auch trotz der merkwürdigen Gestalten – dann nahm euch jemand mit viel zu weiten Klamotten mit auf diese Party. Keller, Musik, Alkohol, Tabletten, das ganze Karussell, ein sich näherndes Gesicht, ein männliches Gesicht, aber das Gefühl auf den Lippen hast du völlig vergessen, egal, es ging ja um was anderes. Schnaps in Flaschen, die ab und zu über die Tischränder fielen, als Klirren in den Beat hinein, den Rest hast du immer wieder ausgeschlagen, und du hast getanzt wie lange nicht mehr, du hast getrunken wie lange nicht mehr. Auch Kat hat getanzt, ihr beide, die halbe Nacht, sie in der Musik versunken, und du hast zugesehen, wie ihre Taille sich hin und her bog wie festes Gummi. Kats wehendes Haar, sie ließ sich die Strähnen von einem Standventilator aus dem Gesicht wehen, ein kreisendes, blondes Fell, in das die ganze Aufregung der Nacht eingewickelt war, dann diese fremde, männliche Hand an ihrer Taille, ihr Bellen. Du hattest seine Hand beim zweiten Versuch weggeschlagen und Kat nach draußen gezogen, aber trotzdem ist sie ausgerastet auf der Straße, ihr donnernder Stiefel, immer wieder gegen die Laterne, bis das Licht ausging. Ihre Strähnen zitterten wie dünne, elektrische Aale. »Ich könnte alles ficken«, schrie sie dich an, »alles«, doch du warst gar nicht gemeint, ihr Blick war völlig zerfahren vor Wut.

Aber wieso seid ihr dann hierhergekommen? Ausgerechnet in sein Apartment.

Lux dreht sich vorsichtig auf die andere Seite, um zu sehen, ob Kat auch schon wach ist, sie will verschwinden. Sie sucht in der Dämmerung neben sich nach Kats Gesicht, ihrem Haar, es müsste doch eigentlich im Dunkeln leuchten, durch ihre Kopfschmerzen hindurch, Lux tastet. Schiebt die Hand weiter vor. Aber darunter nur der Teppich.

Sie stützt sich auf, sucht halbblind das Zimmer ab.

Kat ist weg, sägt es ihr durch den Kopf, durch die Brust. Hat dich allein gelassen. Wieder dieses Schnaufen.

»Warte«, flüstert es hinter ihr.

Lux dreht den Kopf in Richtung Stimme. Sie kneift die Augen fest zusammen und reißt sie dann auf, um so viel wie möglich von dem spärlichen Licht zwischen die Lider zu bekommen. Etwas Helles, das sich da zu bewegen scheint, erst sind es nur zerfahrene Formen, dann fügen sie sich zusammen, dann hebt sich ein Zusammenhang aus dem Dunkel. Ein Körper, ein Bett, ein Körper, der sich auf dem Bett bewegt.

Es sieht so aus, als ringe sie mit ihm. Sie muss auf ihm sitzen, Lux erkennt immer mehr in der starren Dunkelheit. Sie scheint das Kleid noch anzuhaben, die langen Haare heben sich hell ab, fallen ihr über den Rücken. Etwas wirft sich auf und zerrinnt. Rhythmisches Schleifen.

»Hör auf«, zischt er. Einen Moment lang bewegt sich gar nichts. Dann sieht Lux Kats Haare fliegen, sie muss den Kopf nach hinten geworfen haben, so schnell, dass ihre Strähnen im Luftzug hochtreiben.

Sie muss dich sehen, deine Silhouette vor dem Fenster, vor dem es immer heller wird, sie sieht sich nach dir um, während sie.

Kat fängt wieder an, sich zu bewegen, und ihm entfährt ein fast unhörbares Stöhnen. Lux weiß nicht, was sie tun soll, traut sich nicht, sich zu bewegen, und in ihr kreist die Verwirrung, immer schneller, je lauter die schleifenden Geräusche werden, sein Schnaufen, laute Haut an Decken, da hört sie ein einziges, heftigeres Geräusch, fast ein Schmatzen, dann ist es still bis auf seine kurzen Atemstöße.

»Nicht aufhören«, bettelt er.

Stille. Dann ein Spucken.

Er stößt sie vom Bett. Ein Geräusch entfährt ihr, ein Aushauchen, ein scharfer Luftstoß, und irgendetwas kracht hohl gegen die Wand, Lux zuckt zusammen. Plötzlich knallt Kats Lachen in das Dunkel, ihre unversteckte Stimme, satt und laut.

»Schlampe!«

Lux tritt den Schlafsack weg, strauchelt hoch. Kat stolpert durchs Zimmer und lacht, ein fragendes Seufzen kommt vom Sofa.

»Kat, warte!«, ruft Lux, findet ihre Socken, ihre Schuhe, da geht ein Licht an, sein Kopf ist rot, eine fette Ader pocht auf seiner Stirn, er hat immer noch einen Steifen.

»Raus!«, schreit er, die Wut klirrt in seiner Stimme.

Kat zieht ihr blaues Kleid über die Hüfte, es sitzt verrutscht an ihrem Körper, die weißen, zähen Beine darunter nackt, milchig, sie stopft Zeug in ihre Tasche, rammt die bloßen Füße in die Stiefel und lacht. Lux fängt ihren wilden, zerzausten Blick ein, und Kat drückt den Mantel und die Tasche an sich, stolpert in Richtung Tür, ihre Hand schließt sich noch um den Hals einer Weinflasche, die auf der Küchenzeile steht, Lux hastet ihr hinterher, die Tür knallt zu.

***

Der Weitblick verursacht Lux Übelkeit. Sie sieht auf den Boden, konzentriert sich auf den Gehsteig, die Risse, die kaputten Platten, das Gras, die Sauberkeit, so eine merkwürdige Sauberkeit neben all dem Verfallenen, warum noch die Mühe? Diese Sauberkeit ärgert sie, und der Kopfschmerz sägt direkt hinter den Augen.

Es ist noch vor sechs, und ihnen ist noch nicht einmal ein Auto begegnet. Das fahle Licht fließt durch die Lücken zwischen den Gebäuden und zeichnet Linien auf die obersten Etagen. Und vielleicht liegt es nur am Morgenlicht oder an der Umgebung, aber Kats Haar sieht merkwürdig stumpf und struppig aus, jetzt, wo sie es durch die leeren Straßen trägt. Sie gehen schweigend nebeneinanderher. Kat wankt eher, als dass sie geht.

Du hättest das lassen sollen mit dem Trinken, du weißt, dass das passiert, wenn du trinkst, Lux, du weißt, dass deine Haut dann noch dünner wird, und jemand wie Kat wird sicher nicht auf dich aufpassen, wo lauft ihr überhaupt hin?

Kat hat sich ihre Strumpfhose wieder angezogen, mitten auf der Straße, herumschwankend hat sie sich die zarten Rosen über ihre Leinwandbeine gezerrt. Die Unterwäsche ist verloren gegangen, ein Grund zum Kichern. Sie hat den Korken der Weinflasche mit einem Schlüssel ins Innere gedrückt, Lux kann nicht mehr trinken, in ihrem Schädel pocht eine klumpige, fest verknotete Verwirrung.

Vielleicht steht sie einfach auf Idioten, denkt sie, und Kat sieht sie von der Seite an, als hätte sie es gehört. Ihr Mascara. Dieser ewig verschmierte Mascara.

»Schau nicht so«, sagt Kat. Ihre Zähne sind weinblau beim Grinsen.

Du kennst diese Frau seit einem Tag, wieso dachtest du, du wüsstest, wer sie ist, wie naiv bist du eigentlich?

Sie laufen. Lux starrt auf den Boden, immer weiter geradeaus. Als sie den Blick hebt, trifft er auf ein hohes Sandsteingebäude, mindestens acht Stockwerke, es ist ein dunkler Klotz vor dem hellen Morgenhimmel. Jemand hat in jedes einzelne Fenster rote Herzen gemalt, in vier Scheiben steht »L-O-V-E«.

»Eifersüchtig ist sie«, sagt Kat und grinst.

»Du hast keine Ahnung, wo du hingehst!«, fährt Lux sie an.

Das Feuerzeug klickt, das brennende Papier der Kippe knistert. Lux' Kopf dreht Kreise.

»Komm, weiter.«

Sie verfolgt Kats Mantelsaum, er schwingt hin und her mit ihrem Wanken, die Gelenke lose, schlackernd.

Vielleicht solltest du einfach alleine weiterfahren.

Kats Blick rauscht vor sich hin über die Straße, ab und zu hält sie die Flasche an den Mund und kippt sie in die Horizontale.

»Machst du nie was Falsches?«, fragt sie, aber Lux ignoriert es.

»Hast du Angst, dich zu verletzen?«, fragt Kat weiter. Sie spuckt das »T« vor sich auf den Boden, ein bisschen Wein kommt mit.

Lux schweigt weiter, die Haare an ihren Unterarmen stellen sich auf. Kat ist stehen geblieben, völlig *deranged*, denkt Lux, eine Unordnung, ein Chaos, das da in diesen furchtbar weißen Körper geraten ist.

»Ist doch nichts passiert, schau.« Kat hält Lux ihr Handgelenk hin, der Zigarettenrauch kräuselt sich darum.

Das war also dieses knallende Geräusch, kurz bevor das Licht in seinem Apartment anging. Er hat ihr Handgelenk gegen die Wand geschleudert. Ein blauer Fleck ist zu sehen am Übergang zum Handrücken, wie ein Clubstempel. Auf dem Weiß sieht er fast schwarz aus, und Lux hat das Gefühl, er zerläuft immer weiter unter ihrer Haut.

»Du hast dich gestern noch vor ihm geekelt. Hast du vergessen, oder? Wie wütend du warst?«, fragt Lux.

Kat grinst weiter. »Ach«, sagt sie und winkt ab mit ihrem sich vom Rest des Körpers lösen wollenden Handgelenk, macht das passende Gesicht zu einer Lappalie: »Idioten ficken ist nicht schlimm.«

Vor ihnen ein leerer ungepflasterter Parkplatz. Eine Fläche wie ein halbes Fußballfeld, Dreckboden, in dessen Vertiefungen sich Wasser gesammelt hat. Kat steuert quer darüber. Es juckt in Lux'

Achselhöhlen, sie braucht Wasser, ein Bett, etwas zu essen und eine Schmerztablette.

Was machst du hier, fahr weiter, es macht keinen Sinn mehr, Kat ist kaputt, Kat macht keinen Sinn, diese Stadt ekelt dich an.

»Hat's denn wenigstens gut ausgesehen?«

Lux starrt sie an. Kat starrt zurück. Lux zieht ihr Smartphone aus der Tasche, sie muss irgendetwas tun, es lässt sich nicht einschalten, der Akku ist leer.

»Hast doch 'ne Weile zugeguckt.« Kat grinst blau.

»Du bist krank«, sagt Lux.

Und Kat schüttelt den Kopf, heftig, wie ein Kind. »Ich reinige mich«, sagt sie und rülpst.

»Was?«

»Ja. Fühlt sich gut an, wenn so was vorbei ist.«

Kat macht ein paar schwankende Schritte auf der Stelle, es sieht fast wie ein ein kleines Tänzchen mit der Weinflasche auf der Straße aus, sie kichert, Lux rechnet mit blauen Blasen, die der Wein aus ihrem Mund wirft, so tief aus dem Bauch kommt es. Diese weichen Locken neben ihren Schläfen, die neuen Haare, die sich leicht kringeln. Selbstabwertungsspirale, denkt Lux automatisch, Selbstverletzungsdruck, die Begriffe sind so schnell in ihren Gedanken, dass es ihr wie ein Rest Gehirnwäsche vorkommt. Erst jetzt sieht sie, dass sie in so etwas wie einem Park stehen, die Bäume stehen still im Schatten hoher Gebäude, während die Übelkeit weiter gegen ihre Magenwände wallt.

»Ist gut, ein bisschen taub zu sein, Lux.« Kat zischt das »X« am Ende.

»Bullshit.«

Kat trinkt, lässt es in sich hineinlaufen. Dann bricht ein Lachen aus ihrem Mund, plötzlich und abfällig.

»Was?«, fährt Lux sie an.

Und Kat schüttelt amüsiert den Kopf.

»Brauch ner Pillenschluckerin ja nichts von Taubheit zu erzählen«, sagt sie.

Die Weinflasche baumelt in ihrer Hand und schlägt gegen ihren Oberschenkel, erst vorne, dann hinten. Dieses leere Stechen in ihrem Blick, es ist fast beleidigend, so, als wollte sie Lux' Augen mit ihren eigenen aufstechen.

Kat nimmt noch einen Schluck Wein, atmet tief aus und fügt hinzu: »Ich kann mich wenigstens selbst ertragen.«

Lux versucht, gleichmäßig zu atmen, ein paar verschnürte Züge lang.

Als sie weiterläuft, rauschen die Bäume an ihr vorbei, ihr Kopf hämmert an den Schläfen, der Rucksack, denkt Lux, bloß noch den Rucksack holen, dann weg von hier.

Der Park hört auf, und sie tritt wieder auf Asphalt, die Risse ziehen sich wie Spinnweben darüber, die Sonne macht sie noch tiefer, und Lux' Blick bleibt darin hängen.

»Hey!«

Lux geht weiter, den Blick auf den Boden gerichtet, sie dreht sich nicht mehr um. An ihrem Sichtrand wird es heller, wie eine Lichtung, eine Asphalt- und Betonlichtung, und dann, nach ein paar Metern, wirft sich ihr ein Schatten vor die Füße, ein Schatten, der sich zieht und nicht mehr aufhört, er zwingt Lux hochzusehen.

Das Gebäude ist ein kolossaler Kasten aus grauem Stein, zehn, fünfzehn, zwanzig Stockwerke hoch. Verzierungen an der Fassade, Säulen, kaputt, vermoost und geschwärzt, die Fenster sind leer, der Himmel leuchtet hindurch. Eingeschlagene Glaskassetten, es sieht so aus, als würde sich ein Schwarm schwarzer Vögel vom Boden erheben, so viele Löcher sind in den unteren Scheiben. Die amerikanische Flagge hängt groß und schlaff von einem Mast.

»Das ist der alte Bahnhof«, sagt Kat, die neben Lux stehen geblieben ist.

Lux starrt noch eine Weile auf die schlaffe Fahne. Dann wendet sie sich ab, sieht nach rechts, zu dieser blonden Frau neben ihr. Kats Gesicht ist glatt und ruhig, nur die Augenringe verraten Anstrengung. Lux forscht darin herum, forscht in ihren Augen, an deren Kanten schon minimale Falten stehen bleiben, sieht ihre Nasenflügel leicht unter dem Atem zittern, wandert hinunter zum Mund, und wenn man genau hinsieht, steckt da neben den schmalen, scharfkantigen Lippen, da, an der Stelle, wo die Grübchen hingehören, da, wo die blasse Haut sich sonst glatt über die Wange legt, der Anflug eines Grinsens. Das Rauschen in Lux' Ohren fängt wieder an.

»Das ist ein Bahnhof?«, fragt sie. Ihre Gedanken fangen sofort an zu rasen, glauben ihr nicht, dass sie einfach nur da steht und nichts passiert. Hier ist etwas grundlegend falsch.

»Lux?«

Unerträgliche Denkmaschine. Der Blick rutscht an allem ab, Satzfetzen und Bilder rauschen durch sie, rasen über die Oberflächen, über den Asphalt, die eingeschlagenen Fenster, die Flagge, den Zaun, das Schild, sie rauschen und bleiben halb kleben, Kleberreste, die den Kopf verstopfen, so eine drückende Flut, dass es wehtut. Sie drückt sich die Hände auf die Augäpfel.

»Steh wieder auf«, sagt jemand von irgendwoher.

Hast du Angst, dich zu verletzen, abgestumpft, taub, damit kommt man gut zurecht, *sei nicht so passiv*, die Oberfläche anritzen, damit die Blase entweicht, die Augen, das größte Risiko, platzen lassen, vom Druck nämlich, du würdest deine Augen gerne platzen lassen, damit sich der Druck im Kopf entlädt, Lux, Glocke.

»Lux.«

Lux hört nichts mehr. Etwas zieht an ihrer Hand, *steh auf*, der rissige Asphalt, und der Kopf auf der Flucht. Zaun, Draht, Bahnhof, Leon. Die Hände im Zaum, im Zaun, und der Kopf geht aus, wenn der Draht, das Kabel, wie kommen wir da rüber, über die Schienen, vielleicht am Draht lang wie ein Seiltänzer, Leon, wohin mit dieser beschissenen Erinnerung?

»Lux.«

Wenn man sich an dem Draht langhangelt, kommt man rüber, es knallt halt, aber wir versuchen es, wir klettern, es blitzt, und Kopf aus, zack, bumm, als wär nie was gewesen, ist ja egal mit den Schildern, das meinen die nicht so mit der Hochspannung. Und der Strom soll durch deinen Körper jagen, blitzen, alles lahmlegen, soll dir vom Scheitel bis in die Fußsohle jagen, durch alle Organe hindurch, Hirn, Lunge, Herz, Leber, Magen, verkohlt, lahmgeblitzt, Lux, ausgeknipst mit einem Schlag, vor allem der Kopf. Ganz weit entfernt hört sie etwas klirren, wir klettern einfach drüber, Leon, ja, das ist eine gute Idee, denkt sie, die Sätze kerben sich schroff in den Schädel, und dann fährt ein Schmerzblitz durch Lux' rechte Hand und schlägt das Gedankenrasen tot.

Als sie runtersieht, ist da Blut. Eine dunkelrote, dünne Schlucht, die sich durch ihren Handteller zieht. Sie sieht die Kanten ihres Fleisches, drückt die andere Hand sofort drauf, es fühlt sich wässrig an, ihr wird übel, es pocht im Magen, im Kopf, Lux würgt, aber es kommt nichts, der Magen stülpt sich trocken um. Es wallt noch ein paarmal auf, die Speiseröhre krampft, gibt dann Ruhe. Vor ihr kniet Kat und sieht sie mit großen, blutunterlaufenen Augen an.

Da liegt eine kleine grüne Scherbe, vielleicht so groß wie eine Münze, in ihrer Hand voller Blut.

»Wieder da?«, fragt sie.

In der Nähe liegt die zerbrochene Flasche auf der Straße, glänzend vom Rest Rotwein, der noch darin war, gleißend in der Sonne. Lux sieht wieder auf ihre Hand. Sie sitzt auf der Straße vor diesem Bahnhof, und ihre Hand ist aufgeschlitzt, Kat hat deine Hand aufgeschlitzt. Es läuft ein wenig Blut an der Seite heraus und tropft auf ihre Jeans. Kats Augen sehen mit einem Mal aus wie frisch gewaschen.

7

Wie müde dieses Zeug dich macht.

Lux bleibt liegen, es kribbelt in den Muskeln vom Komaschlaf. Sie streckt die Beine nacheinander aus, dann die Arme. Faltet sich auseinander. Die Gliedmaßen lang ziehen, sie aufwecken, aktivieren, könnte man denken, aber eigentlich schiebt sie sie nur ein paar Zentimeter über die Matratze und lässt sie dann wieder reglos. Hört wieder auf. Wie ein Stein, der guckt.

Sie kann sich kaum mehr an ihre wachen Nächte erinnern, als ihr Kopf nie Ruhe gegeben hat und es immer geblitzt hat hinter den geschlossenen Augen.

Das Blut pocht in ihren geschwollenen aus dem Verband herausragen Fingerkuppen. Die Hand liegt vor ihrem Gesicht auf der Matratze und wirft einen diffusen Schatten. Durch das zugenagelte Fenster kommt wenig Licht, es muss später Nachmittag sein, so lang sind die Schattenfinger. Sie hält den Atem an und kneift die Augen zusammen, beobachtet das Wummern des Blutes an den Fingerspitzen. Sie zittern minimal, in sehr regelmäßigen Abständen, Lux zählt mit, nichts regt sich hier außer diesen Fingerkuppen.

Dein Herz pumpt da durch. Total regelmäßig.

»Nähen ist eigentlich nicht nötig«, hatte der Arzt gesagt. Und ihr dann Wundklammern, die den Spalt zusammenkleben, aufgedrückt. Wie es dazu gekommen wäre, und Kat fing an zu erzählen, erzählte es genau so, wie es war, ungeniert. Der Arzt verzog das Gesicht, als sie an die Stelle mit dem Schnitt kam, und sah Lux an, ob sie das öfter habe, diese Panikattacken, und Lux schüttelte den Kopf. Er gab ihr trotzdem ein paar Valium mit und sagte, dass sie Glück gehabt habe, keine Sehnen erwischt, und zu Kat sagte er, man könne sie dafür anzeigen, was zum Teufel sie sich dabei gedacht habe.

Lux stellt sich vor, wie die Kanten, nein, dieser Abgrund in ihrer Hand sich langsam schließt, und sie meint, ein Jucken zu spüren. Aber wie soll das gehen, überhaupt. Wie soll das Fleisch das wieder heil machen, denkt sie, was sind das für Fasern, die da wieder zusammenfinden?

»Kat?«

Es ist nur eine Frage der Zeit. Das sagen alle immer. Gar nichts brauchst du zu tun, das alles wächst von selbst zusammen, und dann sagen sie, dann sagt deine Mutter, dann sagt Charles, dann sagt der Arzt und alle anderen, die selbst nicht stillstehen, sagen dann: »Bleib liegen. Ruh dich aus.«

»Kat?«

Lux hebt den Kopf. Die Matratze riecht alt, als hätte sie eine Weile in einem Keller gelegen. Ihr Blick schweift durch den Raum, Kat scheint nicht hier zu sein, da entdeckt sie etwas auf der Wand, in dunklem, verschmiertem Rot: »Hol was zu essen. K.«

Eine Weile tastet sie die Wörter mit dem Blick ab, fährt die Konturen der wackeligen, unverbundenen Buchstaben nach. Es sieht aus, als hätte es ein Kind dort hingemalt. Kat schreibt wie eine Fünfjährige. Wie altmodisch, denkt Lux, eine von Hand geschriebene Nachricht.

Lux stützt sich auf, greift nach ihrem Telefon, der Schal rutscht ihr von der Schulter, und sie sieht verwundert auf ihn hinunter, sie kann sich nicht erinnern, sich selbst zugedeckt zu haben.

Zwei verpasste Anrufe von ihrer Mutter und eine Nachricht. Schick doch was, Lux, geht es dir gut, hast du genug Geld, alles in Ordnung, jaja, ist schön hier, ich brauche nichts, wir telefonieren bald.

Sie wirft das Telefon auf die Matratze und steht umständlich auf, keine Kraft in den Beinen. Stellt ihren Rucksack auf und wühlt darin, bis sie den Waschbeutel findet. Ohne die verletzte Hand zu sehr zu krümmen, drückt sie die Tablette aus dem Silberstreifen.

Und während Lux da steht, auf wackeligen Beinen mit der Pille in der Hand, drängt sich – vielleicht wegen des Verbands – dieses kurze Bild aus der Klinik in ihre Gedanken. Sie hat es nur eine Sekunde vor Augen gehabt, aber es ist immer noch so scharf, sie weiß noch genau, wie es aussah.

Ihre Mitpatientin hatte vergessen, die Badezimmertür des Doppelzimmers abzuschließen. Lux machte sie auf, unwissend, dass jemand im Bad war, und sah die andere, beschäftigt mit ihren Oberschenkeln. Sofort stieß sie ein »Entschuldigung« hervor, reflexartig, als hätte sie kein Recht, diesen privaten Vorgang zu stören, und zog die Tür wieder zu. Dann blieb sie ein paar Sekunden davor stehen, unschlüssig, was sie jetzt tun sollte, irritiert auch von der hellen Farbe des Blutes. Von drinnen kam kein Laut. Und schließlich ging sie, leise, darauf achtend, die Zimmertür so behutsam wie möglich zu schließen, zu einer der Schwestern, die sofort in Richtung ihres Zimmers lief, nein, rannte, ihre Krankenhaussandalen quietschten auf dem Linoleumboden. Aber in dem Moment in der Tür, das weiß Lux noch genau, war das Erste, was sie dachte – und danach schämte sie sich dafür, schämte sich, dass sie nicht schneller reagierte und einem menschlichen Reflex folgend die andere davon abhalten wollte, auch wenn sie eine Fremde war, dass sie überhaupt diese paar Sekunden brauchte, bis sie wusste, was zu tun war, jedenfalls das Erste, was sie dachte, völlig erstaunt, war: Sie sieht dabei so konzentriert aus.

Lux nimmt die Pille in den Mund, und sofort löst sich das Bittere auf ihrer Zunge. Sie schiebt sie herum, verteilt den üblen Geschmack, fährt den Spalt, an dem man sie in zwei Hälften brechen kann, mit der Zungenspitze ab.

Du hattest immer panische Angst davor, denkt sie. Messer, Züge, Scheren, Zigaretten und dazu der Kurzschluss im Hirn. Die Kontrolle zu verlieren, den eigenen irren Händen ausgeliefert zu sein. Immerhin die sind weg mit den Medikamenten, denkt sie, diese ständigen Zweifel an der eigenen Unversehrtheit, *das ist das Gesunde in Ihnen*, sagten die immer, und: *Angst ist eine Distanz.*

Aber Distanz muss man auch erst mal aushalten.

Vielleicht hat Charles recht, und du setzt sie zu schnell ab.

Lux schiebt sich die Pille zwischen die Zähne und beißt sie knackend durch, die Kante am Abbruch ist bröselig. Sie schluckt, Zentimeter für Zentimeter schiebt sie sich den trockenen Hals hinunter. Sie drückt eine zweite aus dem Streifen, die weiß auf weiß auf dem Verband liegt, darauf fast verschwindet, rund und unscheinbar. Steht ein paar Momente so da. Dann kippt sie ihre Hand, sieht zu, wie die Pille ins Rutschen gerät, auf dem Boden aufkommt, springt. Wirkungslos über Dielen hüpft und klickt, das kleine, harmlose Ding.

Sie ist es so leid.

Ihr Blick wandert über die Schrift an der Wand. Über die Matratze. Dann zu Kats Koffer.

Lux geht hin. Mit dem Fuß hebt sie den Deckel an, und die Hartschale knallt auf den Dielen. Erst guckt sie nur, schaut, was sie so erkennen kann in dem Chaos. Aber das Glitzern in diesem Gewühl ist zu reizvoll. Wie eine Elster pickt sie sich etwas Glänzendes heraus, hält es verwundert in der Hand. Es ist ein Hundehalsband mit Strasssteinen in regelmäßigen Abständen. An einer Stelle ist das Leder gedehnt und dünner. Nein, kein Hunde-, sondern ein Katzenhalsband, denkt sie, und wer zum Teufel trägt so was?

Sie lässt es wieder fallen. Achtet darauf, es so im Klamottenhaufen zu drapieren, wie es zuvor dagelegen hat, und trinkt Wasser aus einer der Tassen, die neben der Matratze stehen.

Ein paar Minuten später stapfen schwere Sohlen die morsche Treppe hoch, und die Tür schwingt auf. Das Licht von draußen leuchtet um Kats schlanke Silhouette, sie hat eine riesige Pappschachtel in der Hand. Grinst unter der kreisrunden Sonnenbrille aus dem Supermarkt, kommt rein, als wäre es ihr Zuhause, lässt die Schachtel, die wie etwas magnetisch Angezogenes auf die Dielen knallt, fallen, setzt sich davor, klappt sie auf und sagt: »Ich hoffe, du bist keine Vegetarierin.«

Ein Feld aus glänzendem, halb verbranntem und von gebogenen Knochen durchzogenem Fleisch. Daneben ein Berg Kartoffelecken, am Rand sind sie aufgeweicht von Fett und Barbecuesoße. Es riecht nach Zucker. Kat macht sich bereit, bindet ihre Haare hastig zu einem Pferdeschwanz hoch. Mädchenhaft, denkt Lux, wenn alles andere nicht wäre, auch ihre rosa Hose, die aus der Nähe aber ein Muster hat, geometrische kleinteilige Muster in Gelb, Blau und Rot, das enge Shirt ist unter ihren Achseln einen Fingerbreit dunkelgrau geschwitzt. Sie fängt sofort an zu essen, kaut schnell, mit vollen Backen, schluckt nur einmal, um alles runterzukriegen, und Lux sieht, wie der Batzen durch ihren Hals wandert. Sofort steckt sie sich wieder etwas in den Mund. Lux' Magen rumort.

»Wie geht's deiner Hand?«, fragt Kat, ohne vom Essen hochzusehen.

»Gut«, sagt Lux.

»Gut.« Kat greift nach einer der Rippen und leckt die dicke Barbecuesoße von einer Seite.

Lux setzt sich dazu und lässt den Blick über das Fleisch wandern, versucht, den größten Knochen und dem Knorpel auszuweichen. Ihre gesunde Hand nähert sich dem kleinsten Stück in der Box. Es ist an den Rändern verkohlt und rutscht ihr zuerst aus den Fingern, so glitschig ist es, und auf ihrem Handteller verteilt sich die klebrige, rote Soße.

Ein Knochen nach dem anderen landet fleischlos in der Box, Kat arbeitet es wortlos und schnell in sich hinein, lässt die abgenagten Knochen zwischen die unberührten Stücke fallen. Lux will etwas sagen zu heute Morgen, zu ihrer Hand, aber dieses Essen, ihre Gedanken rutschen ja auf der Soße aus, Fleisch und Knochen, garniert mit Zucker, in Strängen löst es sich und bleibt zwischen den Zähnen hängen, süßer und rauchiger Schweinegeschmack. Kat sieht so unschuldig aus in ihrer Gier. Völlig zweifelsfreier Hunger, und Lux muss sich trotz allem, was passiert ist, ein Lächeln verkneifen über diese unanfechtbare Selbsterhaltungsmaßnahme, Kat hat ja recht, denkt sie, so geht essen.

Plötzlich fixiert Kat eine Stelle im Raum, ohne mit dem Nagen und Kauen aufzuhören. Von ihrem Mundwinkel läuft ihr ein wenig Soße in Richtung Kinn, natürlich sieht es aus wie Blut auf ihrer weißen Haut.

Der Koffer. Du hast vergessen, den Koffer zuzumachen.

»Ich hab mir was überlegt«, sagt Kat, ihr Blick löst sich wieder, sie reibt sich die Hände an der Hose ab. »Ich finde, wir sollten ein Auto besorgen.«

»Besorgen?«, fragt Lux nervös.

»Mieten oder überführen. Das sind vielleicht 400 oder 500 für den Sprit, aber wenn wir teilen, passt das schon.«

Lux nagt umständlich an einem Kochen, sie versucht, ihren Verband nicht mit der Soße in Berührung zu bringen. Versucht, sich nicht anmerken zu lassen, wie nervös sie wegen des Koffers ist, aber was soll denn passieren?

»Hast du eigentlich einen Job?«, fragt sie.

Kat schaut verwundert auf, ihr Blick verirrt sich noch einmal fast stotternd zum Koffer. Eine schlagartige Hitze drängt sich in Lux' Nacken.

Aber dann winkt Kat ab, mit einer Rippe in der verschmierten Hand: »Ach. Ein bisschen Bettenaufschütteln.«

Lux nickt. Sie kann sich gut vorstellen, wie Kat kleine Sabotageakte in gereinigten Hotelzimmern ausführt.

Ihr beide, bis nach Kalifornien, denkt sie, vielleicht würde dein Kopf auf der Fahrt einfach – die Soße an Kats Kinn irritiert sie –, vielleicht würde er einfach … ausbluten?

»Wie viel Geld hast du?«, fragt Kat.

Diese Frau bringt dich um, denkt Lux, und es blubbert im Bauch von Fleisch und Zucker, sie wird dich umbringen.

»Etwa 5.000.«

»Das reicht«, sagt Kat.

»Wofür?«, fragt Lux, aber Kat geht nicht darauf ein, stattdessen steht sie auf und sagt: »Ich fühl mich dreckig.«

Sie geht zu ihrem Koffer, sieht hinunter. Lux meint, es in Kat arbeiten zu sehen, sieht die Schultern angespannt, reglos, ein Gedanke, eine Erkenntnis, und weiß nicht, warum sie so viel Angst davor hat, dass Kat ihre Schnüffelei entdecken könnte. Angst vor ihr, der die Rücksichtslosigkeit aus den Poren dringt. Kat zieht ihr Shirt über den Kopf, lässt es in den Koffer fallen, kniet sich hin, wahrscheinlich, um nach einem neuen zu suchen, einem weniger verschwitzten, und Lux bleibt das Fleisch im Hals stecken.

Es ist kein Muster, sondern ein Schlachtfeld. In zartem Rosa kreuzen sich die dicken Striemen auf der weißen Fläche ihrer Haut, aggressive Zacken. An den Knotenpunkten ist das Gewebe dick und sieht geschwollen aus, glänzt es Lux entgegen, harsch enthüllt, manche Striemen gehen fast über die ganze Länge ihres Rückens, und einige sind so dick, dass Lux sich nicht vorstellen kann, welches Werkzeug sie verursacht hat. An den Schulterblättern, da, wo die Knochen hervorstehen, ist das Chaos am größten, aber die Haut an der Wirbelsäule entlang ist unversehrt. Die Narben geraten in Bewegung, während Kat im Koffer wühlt. Zwischen den dicken Streifen ist ein Gewirr aus feineren Linien, dünn, gerade, gebogen, eine kunstvolle Verwüstung der Haut, eine fahrige, wirre und wütende Zeichnung von der Schulter bis zur Hüfte. Die Narben verschwinden unter dem schwarzen Stoff des

BHs und tauchen wieder auf, setzten sich fort bis an die Stelle, die von den kurzen Ärmeln eines T-Shirts gerade noch verdeckt wird.

Lux' Augen wandern auf Kats Rücken herum. Sie hat das Gefühl, schon viel zu lange hinzuschauen, kann aber die Augen nicht davon lassen, von dieser Verunstaltung.

»Kat?«

»Hm.« Sie wirkt abwesend, ist zu beschäftigt mit ihren Gedanken, wühlt herum, zieht sich ein schwarzes Shirt über den Kopf, und als sie sich wieder hinsetzt, sieht Lux, dass eine große saure Comicgurke darauf abgebildet ist, darüber die Frage: »What's the dill?«

»Dein Rücken.«

»Ja.«

Kat greift nach einer Kartoffel, sie macht Knuspergeräusche zwischen ihren Zähnen. Sie sieht Lux nicht an, immer noch in ihren Gedanken verloren.

»Warst du das selbst?«

»Schon lange her«, sagt Kat, bemerkt endlich die Soße an ihrem Kinn und wischt sich mit dem Handrücken quer über den Mund.

»Warum?«

Was für eine dumme Frage, denkt Lux im selben Moment, in dem sie sie ausspricht. Als könnte man so etwas erklären. Sie hat Probleme weiterzuessen. Aber Kat zuckt einfach mit den Schultern.

»Also. Ich hab mir was ausgedacht«, sagt sie, zündet sich eine Zigarette an und pustet den Rauch gezielt in Lux' Richtung. »Wir machen ein Spiel. Ich weiß, es hört sich ein wenig kindisch an, aber ich finde, du hast ein bisschen Action nötig, also Konfrontation. Ich meine, wir sind sowieso unterwegs, und da ist man raus aus seinen Gewohnheiten und da ist ja alles ein wenig fremd, und als Tourist kann man ja auch jederzeit Dinge falsch machen, das ist übrigens ein großer Pluspunkt für dich, ich weiß nicht, ob dir das bewusst ist, aber die Leute erwarten von dir ja gar nicht, dass du dich korrekt verhältst, einfach weil du nicht von hier bist. Anyway, ein Spiel, also harmlos eigentlich, wenn man drüber nachdenkt, aber unbequem, also eigentlich albern, aber gut.«

Kat hat beim Gestikulieren den Rauch im Raum verteilt, zieht jetzt erst wieder gierig an der Zigarette.

»Was soll das heißen: Action?«, fragt Lux.

»Na ja, Mutproben. So kleine Experimente. Wir starten ganz langsam.«

Lux atmet tief aus und sieht Kat gerade ins Gesicht. »Und wieso sollte ich das brauchen?«

»Jaja, ich mach natürlich auch mit. Und wir filmen das Ganze. Dann haben wir Souvenirs.« Kat kichert Rauch.

»Nein. Ich meine, wie kommst du darauf, dass gerade ich das bräuchte.«

»Na, weil du vor allem Schiss hast. Du musst dich abhärten.«

Lux kaut auf einer Kartoffel herum. Sie verwandelt sich im Mund langsam zu Matsch.

»Komm schon. Da im Supermarkt. Und dauernd diese Anfälle. Du kannst nicht bei jeder Kleinigkeit so ausflippen. Das ist heilbar«, sagt Kat.

Lux schweigt und forscht in Kats Gesicht herum. Sie scheint das ernst zu meinen.

»Du brauchst ein dickeres Fell«, sagt Kat.

»Du hörst dich an wie ein dummer, alter Mann«, sagt Lux.

»Nein, komm schon. Das wird lustig.«

»Denkst du.«

»Natürlich. Wir müssen uns nur noch ein Strafsystem ausdenken.«

»Hm.«

»Klar. Sonst kann man sich ja drücken. Spiel ohne Strafe macht keinen Sinn«, sagt Kat und löscht ihre Zigarette in einem Rest Barbecuesoße, die im Deckel des Kartons gelandet ist. Es zischt leise, und sie zieht die Augenbrauen hoch.

Ihr Gesicht sieht in manchen Momenten so glatt und offen aus, als würde etwas fehlen, denkt Lux, irgendeine Grenze oder ein Schutz. Als wäre es aus irgendeinem unmenschlichen Material gemacht, und jeder könnte es anfassen, als würde es gar nicht wirklich ihr gehören, geglättet, gehobelt, das ganze Gesicht zu einer offenen Erwartung abgeschliffen. Lux sieht auf ihre verbundene Hand hinunter. Sie pulsiert, und ein paar Soßenflecken prangen darauf, obwohl sie sich so viel Mühe gegeben hat, das zu vermeiden.

»Das widerspricht allem, was die anderen mir sagen«, sagt sie nach einer Weile, in der sie bloß rauchen.

***

Detroit leuchtet. Die Sonne lässt die Brüche in den Fenstern aufglänzen und schneidet tiefe Schattenrisse in die Mauern. Lux lehnt sich mit der Zigarette aus dem Autofenster, wie es sich gehört. Die Stadt ist kaputt, aber das Wort scheint seine Bedeutung geändert zu haben, irgendetwas keimt darunter, unbemerkt auf den leeren Straßen. Vorher hat sie das nicht gesehen, dieses Vibrieren unter dem Asphalt.

Kat wirft die Mietwagenpapiere auf den Rücksitz und klappt die Sonnenblende herunter, sieht sich in dem kleinen Spiegel an. Holt einen Lippenstift aus ihrer Tasche, sattes Rot. Zieht ihn auf den Mund, klappt die Lippen ein, um die Farbe zu verteilen, und lässt sie wieder aufblühen, wischt gezielt einen Makel am Mundwinkel weg, mit Routine in den Fingern, manchmal ist sie so weiblich, denkt Lux, es ist unmöglich, sich von diesem Vorgang abzuwenden. Als wäre ihr Blick von einem Bildschirm gefangen.

»22, ja?«, fragt Kat, während sie noch ihre Lippen prüft.

»Ja. Du?«

»24.«
»Gib mir deinen Ausweis.«
»Vertraust mir nicht, *darling*?«
»In deiner Tasche?«, fragt Lux und nimmt sie ihr vom Schoß, Kat seufzt, startet den Motor und fährt los.

Eine Bürste, in der sich ein paar von Kats Haaren zu einem hellen Teppich verknotet haben. Die rasselnde Dose mit den Kaugummis, ein Schlüssel. Ein Deo, das Glitzerportemonnaie, irgendetwas Kaltes, Hartes, es klimpert, Lux will es in die Hand nehmen. Es ist eine Uhr. Eine prollige, silberne mit schwarzem Zifferblatt. Das Krönchen darauf glänzt scharf auf, und auch wenn Lux keine Ahnung von so etwas hat, reicht ihr Verständnis immerhin aus, um zu erkennen, dass diese Uhr einigermaßen teuer ist und dass sie an das Handgelenk eines Mannes gehört.

Sie hat sie irgendwo gesehen, etwas klingelt, kratzt, klimpert im Hirn.

Das Ding rutscht ihr vom Handteller, und sie hört das leise Aneinanderschlagen der Armbandglieder in der Tasche.

Sie gehört an diese Hand, die so fleischig um Kats Taille kroch, auf der Party. Seine Hand. Und still und leise freut sich Lux darüber. Als würde es Kat irgendwie rächen, diesen blauen Fleck an ihrem Handgelenk rächen, dabei war Kat ja eigentlich nicht das Opfer, denkt sie verwirrt, aber irgendwie gibt ihr das ein wenig Würde zurück, wie auch immer.

»Gefunden?«, fragt Kat.

Das ist sie nicht, ist das Erste, was Lux denkt, als sie den Führerschein aus dem Portemonnaie zieht. Ernst, ungeschminkt. Um ihre Augen ist es hell, sie sehen kleiner aus ohne die geschwärzten Wimpern. Ihre Haare sind zusammengebunden, und ein paar Strähnen sind wie üblich an der Seite ausgebrochen. Darüber steht in einer plumpen Schrift »Florida«, dicke, rundliche Blockbuchstaben mit einem Farbverlauf von Gelb zu Orange.

Sie sieht so normal aus, denkt Lux, so biometrisch vermessen. Eine von Millionen, eine normale, überschaubare, austauschbare Existenz. Das ist nicht Kat.

»Du wirst 28 dieses Jahr?«

Kat presst die Lippen aufeinander, um nicht zu grinsen. Ein Ton aus ihrem Smartphone, sie entsperrt es beim Fahren.

»Wohnst du da immer noch?«

Kat schiebt ihre Sonnenbrille auf die Nase, zupft an der Seite eine verhakte Strähne heraus.

»Interessiert doch keinen«, sagt sie.

»Florida City hört sich groß an«, sagt Lux.

»Ist ein Drecksloch.«

»An der nächsten Kreuzung bitte links abbiegen«, sagt eine Computerstimme aus Kats Smartphone.

»Wo fahren wir hin?«, fragt Lux, sieht sich um und registriert erst jetzt: Ihr seid unterwegs.

Kat antwortet nicht, aber das ist auch unnötig.

Denn man weiß ja, was jetzt kommt. Highway, Diner, Motels, Nächte im Auto, Felder, Berge, Wüste, immer in Sonnenuntergangsrichtung, immer die Straße, immer weiter, ununterbrochen bis ans Ende des Landes, bis ans Meer, bis man vom Pazifik aufgehalten wird, und dann, ja, was dann? Dann stellst du die Frage einfach wieder, und Kat wird wieder schweigen und grinsen.

Lux legt die Füße hoch und macht sich bereit für eine Fahrt, diesmal richtig, denkt sie, genau so ist es richtig. Genau so hat sie sich das vorgestellt.

Und dieses Spiel. Na ja. Das wird schon nicht so wild.

8

»Ich denke, das wird sehr schick.« Kat schirmt die Augen ab und blinzelt nach oben.

Sie hat dich zurückgebracht. Sie ist einfach zurückgefahren. Ihr wart schon auf dem Weg nach Westen, raus aus Detroit, ihr wart schon *unterwegs*, da hatte sie eine »Idee«, bog ab und fuhr zum Bahnhof zurück. Zu diesem Bahnhof.

»Wenn du im dritten Fenster von links anfängst«, Kat streckt den Arm aus und zählt die Fenster ab, ihre Lippen bewegen sich lautlos mit, »dann ist es symmetrisch.«

Unter den obersten zwei Reihen der Fenster läuft eine Galerie an der gesamten Breite der verfallenen Fassade entlang.

Lux schweigt, Kat schnalzt mit der Zunge. Dann geht sie in die Hocke, nimmt die kleine Flasche Prosecco aus der Tasche, stellt sie auf die Straße, genau wie die beiden Spraydosen, die sie auf dem Weg hierher in einem Target »besorgt« hat.

»Rot oder weiß?«, fragt sie.

Lux sieht weg, hin zum Drahtzaun, der das Gebäude umrahmt. »Private Property. No Trespassing«, steht in grellem Rot und Schwarz auf Schildern alle paar Meter am Zaun, enger Maschendraht mit einer sich gleichmäßig windenden Dornenkrone.

»Das ist so albern«, sagt Lux.

Kat schüttelt die rote Dose. Drinnen klackt eine Metallkugel.

»Wir haben noch nicht mal die Stadt verlassen!«

»Woanders ist auch nicht besser«, sagt Kat, zuckt mit den Schultern und hält ihr die Dosen hin.

Lux sieht darauf hinunter, dann wieder hoch zum Gebäude. Die Abendsonne färbt die Scheiben warm.

»Warum spielen wir das noch mal?«

»Weil uns langweilig ist«, sagt Kat, die gute Laune drängt sich aus ihrer Stimme.

Wie kann sie euch nur ausbremsen, bevor ihr überhaupt losgefahren seid, und dann auch noch an diesem Scheißbahnhof?

Lux' Blick bleibt an dem eingeschlagenen Vogelschwarm der unteren Fensterfront hängen. Kat hat ihr ungefragt den Wikipedia-Artikel zu dem Gebäude vorgelesen. Bis auf die obersten Scheiben, die vor ein paar Jahren neu eingesetzt wurden, als die Stadt sich für ein paar Monate einbildete, sie hätte Geld dafür, ist es die reinste Horrorkulisse. Jeder Zentimeter von Vernachlässigung zerfressen. Es sieht aus, als würde hier jede Woche jemand umgebracht, denkt Lux, *neun von zehn Verbrechen bleiben in Detroit unaufgeklärt*. Sie greift nach der weißen Dose.

»Mach's schön groß. Die ganze Stadt soll's wissen«, ruft Kat ihr hinterher.

Lux läuft an der gesamten Seite des Bahnhofs entlang. Aufgeplatzte Betonplatten, aus denen sich die Natur im Abendlicht herausquält. Überall Zaun. An der Rückseite sind die Bahnschienen, die Straße geht darunter durch, und sie stapft eine Weile unentschlossen zwischen den verrosteten Eisenträgern herum. Sie geht zurück, greift in den Draht, schüttelt, es macht ein schepperndes, helles Geräusch, die lang gezogenen Schatten der Maschen geraten auf der anderen Seite ins Schwimmen. An einer Stelle ist eine schwarze Mülltüte um die Stacheldrahtkrone gewickelt.

Lux schmeißt die Farbdose über den Zaun und greift mit beiden Händen hinein, versucht, einen Fuß in die Maschen zu bekommen, aber sie sind zu klein. Sie rutscht ab, und der Draht schneidet in die Fingergelenke, bis zum Knorpel, sofort reißt sie die Hände heraus. Die Sonne steht unbeteiligt sanft am Himmel.

Und wenn du es einfach nicht tust?

Auf dem Körper verbucht, wie scheiße das klingt. Sie holt das Telefon aus der Tasche, um sich die fotografierten Spielregeln noch mal anzuschauen, um sie vielleicht irgendwie umzudeuten:

1. DIE JÜNGSTE FÄNGT AN
2. MINUSPUNKTE (= RÜCKZIEHER) WERDEN SICHTBAR AUF DEM KÖRPER VERBUCHT
3. ENDE WESTKÜSTE, EGAL, WO
4. GEWINN 10 $$$

Das steht jetzt an der Wand, in diesem Haus in Detroit, das vielleicht nie wieder jemand betritt, bevor es abbrennt. Da steht es in diesem ausgeblichenen Viereck, wo einmal ein Fernseher hing, weil Kat unbedingt eine Manifestation wollte, es bereitete ihr riesigen Spaß, als hätte sie vorher noch nie eine Regel aufgestellt und sich daran gehalten, und daneben steht: »Geh was zu essen holen. K.« Buchstaben, die aussehen, als hätte jemand gerade schreiben gelernt. Kein Interpretationsspielraum.

Lux tritt gegen den Zaun, so fest sie kann, er gibt ein wenig nach und federt sie zurück. Ihr Blick bleibt wieder an der Mülltüte hängen, sie steckt fest im Stacheldraht. Zu fest. Nicht so, als hätte sie sich zufällig darin verfangen.

Ihr fällt die Beule im unteren Teil des Drahtgeflechts auf, als hätte man das Material hier oft gebogen. Ihr Blick bleibt hängen, sie kniet sich hin.

Nicht drüber, sondern drunter. Jemand hat hier einen Eingang. Lux greift in den Draht und zieht ihn hoch, mit aller Kraft, zwanzig, fünfundzwanzig Zentimeter ist das Loch vielleicht hoch, ihr Arm zittert von der Anstrengung. Sie lässt los, es scheppert. Sieht sich um, ob jemand hier ist, aber sie kann niemanden entdecken.

Ausgebrochene Steinchen, große Brocken Putz. Sand, Holzbretter, verrostetes Metall, jede Art von Material und Dreck. Das Knirschen unter den Sohlen klingt wie inszeniert. Lux bleibt in der Mitte der Halle stehen.

Es ist totenstill.

Die Decken sind fünfzehn, zwanzig Meter hoch, eine Kathedrale des Verfalls. Lichtbalken fluten durch die Halle, an massiven Steinsäulen, an den zerschossenen Gesichtern von Engelsstatuen vorbei, die, in die Ecken gegossen, aussehen wie gekreuzigt. Als könnte man das Licht greifen, so scharf trennen sich die Strahlen vom Dunkel. Ihr stellen sich die Haare an den Armen auf, ein Frösteln weht über ihre verschwitzte Haut.

Der helle Sandstein der Säulen ist verrußt, von Graffiti überzogen, über und über, mit Gesichtern, Schriftzügen, grotesken Figuren. Auf die fünf kantigen Säulen an der kurzen Seite der Halle sind von oben bis unten riesige Buchstaben gesprayt, in einer erhabenen Schrift, eckig, silbern und schwarz stehen sie wie Wächter am Stein, ein Buchstabe auf jeder Säule: »VOMIT«.

So groß bekommst du das nicht hin.

Lux geht weiter, durch niedrigere Gänge, gestürzte Balken. Irgendwann muss es gebrannt haben. Sie kommt zu einem Aufzugschacht, der Boden ist vergittert, und das Loch in der Decke verliert sich in Schwärze. Ein roter, verdrehter Schlafsack liegt darin, daneben Dosen, kleine, leere Fläschchen der selbst ermächtigten Bewohner. Aber niemand ist zu sehen. Und wenn Lux den Atem anhält und horcht, hört sie nichts außer ab und zu das Flattern von Tauben, die sich hier hineinverirrt haben und ihren weißen Kot auf den Staub klatschen lassen. Jemand hat das Konterfei von Nosferatu an die Wand gesprayt.

Jeder Bahnhof sollte so aussehen, denkt Lux. Hier wird niemand mehr ankommen oder wegfahren. Hier braucht man keinen Strom. Leon wäre an den Säulen hochgeklettert bis zur Decke, hätte aus den zerbrochenen Fenstern gespuckt, hätte sich zum Spaß auf den stillgelegten Schienen ausgestreckt.

Lux drängt das Wasser aus den Augen, sie blinzelt. Dort vorne die zerschlagenen Frontscheiben. Von innen sieht das zackige Glas anders aus, weicher, leuchtender, wie faulige Spinnweben hängen die Glasreste an den Eisenstäben der Kassettenfenster. Sie späht nach draußen und sieht Kat hinter dem Zaun auf dem Bordstein sitzen, mit den schwarzen Glaskreisen vor Augen, auch wenn die Sonne nicht mehr blendet. Sie schraubt gerade die Flasche Prosecco auf, Lux kann das Knacken des Verschlusses hören. Kat überschlägt die langen Beine. Streicht sich die Mähne nach hinten, entwirrt mit einer Hand ein paar Strähnen. Sieht sich um, als irgendwo in der Nähe ein Motor startet. Nach rechts, nach links. Sie ist so schön, dass sie nie unbeobachtet aussieht, nicht einmal in diesem Moment. Sie hält das Smartphone vors Gesicht, lässt die Kamera in die Höhe wandern, scheint das Gebäude zu filmen, lässt das Gerät wieder sinken. Ihr Daumen tippt etwas. Lux wüsste gerne, was, fragt sich, wem sie es schickt, als es in ihrer eigenen Hosentasche vibriert. Ein Duckface-Selfie von Kat, »ich bin bereit«, steht da.

Lux geht weiter durch die Gänge, schneller, zielstrebiger, durch das Dunkel. Ein Treppenhaus mit einer Wendeltreppe öffnet sich. Sie steigt in die Höhe, die ersten Stockwerke bringen sie schon ins Schwitzen.

Vielleicht hat Kat recht, irgendwas muss man unternehmen, dann wird alles leichter. Je höher sie kommt, desto weniger denkt sie daran, keine Geräusche zu machen, mit jeder Stufe löst sich die Frage, was sie hier eigentlich macht, weiter auf, sie nimmt jetzt immer zwei Stufen auf einmal, springt die Treppen hoch, hilft sich mit dem Geländer, spürt, dass da Kraft in ihren Beinen steckt, die sie hochfedert, hört ein Lachen, erstarrt. Sie hält den Atem an. Ihr Herz beschleunigt absurd, ihre Haut will sich ins Innere des Körpers flüchten.

Ein Johlen, noch ein Lachen, diesmal etwas dreckiger. Etwas kracht, schlägt auf, hallend im leeren Betonraum.

»Gib mir das Feuerzeug!«

Hochtouriges Kichern, dann ist es still. Lux hält die Spraydose krampfhaft gegen den Bauch gedrückt, damit sie kein Klacken von sich gibt.

Sie steigt rückwärts ein paar Stufen hinunter. Bleibt stehen.

Dann geht sie langsam wieder hoch.

Mit angehaltenem Atem erreicht sie das Stockwerk mit dem Lachen. Lux hält sich an der Wand fest, damit sie die Schritte leiser setzen kann. Sie hat Angst, ihre eigenen Bewegungen wegen des lauten Herzschlags zu überhören.

Es lacht wieder, viel zu nah. Lux bleibt stehen und sieht in den Gang, dort vorne müsste sich der Raum wieder öffnen, dort, wo es heller wird, müssten die Fensterfronten von beiden Seiten Licht in den Raum lassen. Hier ist es rauer, nüchterner als unten in der Halle, statt der großen Steinsäulen nackte Betonpfeiler und niedrigere Decken.

Plötzlich schießt ein Körper durch Lux' Sichtfeld, am Ende des Ganges. Sie presst sich flach an die Wand. Er trägt eine Cap und ein langes Shirt, das fast bis zu seinen Kniekehlen reicht. Ein schlaksiger Junge, der sie aus den Augenwinkeln nicht bemerkt. Etwas wird geworfen, fliegt durch den Ausschnitt, den Lux sehen kann, wieder ein dreckiges Lachen, aber weiblich, reine Schadenfreude, die aus einer Mundhöhle platzt.

»Schläft das Arschloch immer noch?«

Dreh um, denkt Lux. Aber die Ahnung, dass hier gleich etwas Schlimmes passiert, schiebt sie weiter die Wand entlang in den

Gang hinein, sie geht so weit, dass die Helligkeit schon ihre Füße trifft. Das fahle Licht auf dem staubigen Boden wird immer stärker.

Der Raum öffnet sich, und sie sieht die Fensterreihe, dahinter Ausschnitte von Detroit. Keine Scheiben, der Durchzug stößt ihr ins Gesicht.

Das Mädchen schmeißt ein Knäuel knisternden Stoffes auf den Boden. Ein Schlafsack. Der Junge kniet daneben. Es sind Teenager, schmale Gesichter mit zu großen Nasen. Die Wangen des Mädchens sind übersät von roten Pusteln, ihre dünnen Lippen grinsen. Sein Gesicht ist aufgehellt vor Begeisterung.

»Gib her.«

Lux' Blick wandert zu den Fenstern hinter ihnen, sie stehen im Gegenlicht. Da regt sich plötzlich etwas am Boden. Ein fahles Gesicht mit geschlossenen Augen. Strähniges Haar verdeckt es halb, die Frau liegt mit dem Rücken zu den Fenstern, ohne Schlafsack, Zeug liegt herum, Plastiktüten, ein paar umgestoßene Stiefel, Dosen, Müll. Lux drückt die Hand fest um die Spraydose, als würde sie ihr in dieser Situation irgendetwas nützen.

»Warte!«

Der Junge hat sich hingekniet. Er hält das Feuerzeug vor sich ausgestreckt, eine Dose in der anderen Hand. Hält inne, sieht zu, wie das Mädchen sich bückt und der Schlafenden eine Socke vom Fuß zieht, ein zierlicher Fuß. Sie stöhnt leise, zieht das Bein an.

»Die zweite auch!«

»Yak.« Sie hält die Socke mit den Fingerspitzen von sich weg, mit verzogenem Gesicht. Dann schleudert sie sie in Richtung ihres Freundes, der sich wegduckt.

»Mach«, sagt sie.

Das Feuerzeug klickt. Er hält das Ventil der Dose von sich weg auf die Flamme, das Gesicht abgewendet wie im Ekel, und drückt. Eine Wolke rauscht auf, er zuckt zusammen, Lux zuckt zusammen, das Feuer wirft sich auf den Stoff, aber nichts brennt.

»Noch mal!«, ruft sie, und er zündet diesmal länger, fester, ein paar Sekunden hält er die Flamme auf den Plastikstoff gerichtet, bis er seine verglühten Finger an sich ziehen muss und der Schlafsack Feuer fängt. Sie freuen sich.

»Und jetzt?«, fragt er.

Die beiden lachen, kratzig gluckst es in ihren Kehlen, in einem Reflex macht Lux einen Schritt zurück, tritt auf einen großen Stein, stolpert fast, ihre Sohle ratscht über den rauen Boden.

»Was war das?«

»Keine Ahnung. Mach einfach weiter.«

»Nee. Da is' wer.«

Lux rennt. Den Gang entlang klatschen ihre Sohlen, die Treppe, und sie nimmt zwei, drei Stufen auf einmal.

»Hey!«

Sie zieht sich mit der gesunden Hand am Geländer hoch, die Dose rutscht ihr aus der anderen und klackt auf den Stufen. Sie stoppt, rennt wieder hinunter, holt die Dose, das Knie in die scharfen Kiesel auf der Treppe gedrückt, und stolpert wieder hoch, keuchend.

»Komm her, Arschloch!«

Sie sind im Treppenhaus. Lux rennt bis zum obersten Absatz der Treppe und in den nächsten Gang hinein, hört sie hinter sich poltern, rufen. Da ist der Aufzugschacht. Es ist schwarz darin, vollkommen dunkel, nur wenn sie nach unten sieht, kann sie einige Stockwerke darunter das Licht aus dem Erdgeschoss sehen, schwach kommt das Leuchten hier oben an. Sie drückt sich gegen die Wand, unsichtbar auf dem kleinen Absatz vor dem Abgrund. Sie sind im Gang.

Wenn du jetzt einen Schritt nach links machst, sehen sie dich. Wenn du einen nach rechts machst, fällst du in dieses schwarze Loch. Beweg dich nicht.

Sie versucht, geräuschlos durch den Mund zu atmen, unterdrückt das Keuchen.

»Komm raus, Arschloch!«

Der Ruf hallt durch den Gang. Sie drückt sich noch fester an die Wand, will im Beton verschwinden.

»Was, wenn das n Security is?«, fragt das Mädchen verunsichert.

Lux drückt die Dose fest gegen ihren Bauch, um das Zittern zu stoppen, die Kugel, die verdammte Kugel darin.

»Bullshit. Der rennt doch nich weg. Pussy!«, schreit er, es hallt.

Dann fliegt ein Stein durch den Gang, ein faustgroßer Brocken schlägt auf den Boden auf und schlittert an Lux vorbei. Sie sieht ihm ungläubig hinterher.

Die schmeißen mit Steinen nach dir.

Lux drückt ihre Hand fester um die Dose, so fest, als wollte sie sie mit der bloßen Faust zerquetschen. Dann gerät, erst phantomhaft, als löste sich ein Geisterarm aus ihrem Fleisch, dann wirklich, ganz wirklich, diese Bewegung in ihren Arm.

Sei nicht so passiv.

Klack, klack, klack.

»Was ist das?«

Klack.

»Alter, komm. Lass zurück.«

Lux hört die Stimme des Mädchens zittern. Der Arm bricht vollständig aus. Sie schüttelt die Dose heftig, laut, immer wieder, das Hirn ist völlig blank, aber in diesem Arm sitzt ein helles, ziehendes Gefühl, die Befriedigung, genau diese Bewegung auszuführen.

Klack, klack, klacklacklack.

»Lass gehen.«

»Wo bist du, Arschloch?« Seine Wut prallt an leeren Wänden ab, und das Mädchen bettelt leiser: »Lass uns bitte gehen, bitte, hier sind so viele Irre, das is gruselig.«

Stille.

»Bitte. Ich muss nach Hause.«

Ein widerwilliges Zustimmen. Dann endlich Schritte. Der Kies knirscht immer leiser, sie entfernen sich, jetzt müssen sie im Treppenhaus sein, sie sagt irgendwas, das man schon nicht mehr versteht, dann hört man gar nichts mehr. Zögerlich und still rutscht Lux an der Wand in die Hocke, und ein Schwall Luft rauscht in ihre Lunge, lässt sie keuchen.

Es raucht, die brennenden Plastikfasern schwärzen die Luft. Der halb volle Kanister Orangensaft, der da steht, löscht gar nichts, es riecht bloß sauer, Lux wirft ihn weg, er landet hohl auf dem Beton, und sie kickt den immer noch brennenden Schlafsack in die Ecke mit dem Schutt, wirft den staubigen Dreck auf das Feuer, Staub und Sand und Steine, mit den Händen als Schaufeln, sie schaufelt, bis die Flammen weg sind, tritt den Rest der Hitze schreckhaft aus, bis nur ein rauchender, stinkender Fleck und ihr überdrehter Herzschlag bleiben.

Lux zögert. Dann geht sie hin, beugt sich hinunter.

Eine Strähne in der Nähe der Nase wird vom Atem angezogen und abgestoßen. Lux sieht nur einen Teil ihrer Wange, graue Haut, sie liegt auf dem Bauch. Da sind ihre Klamotten in alten Einkaufstüten, ihre löchrigen Schuhe, Brot in Plastik. Lux hebt die Socke auf, die unverbrannt im Raum liegt und legt sie neben ihren nackten Fuß. Sie wird wahrscheinlich irgendwann aufwachen und sich wundern, sich über den kalten Fuß und den kaputten Schlafsack ärgern, wird nicht wissen, wie das passiert ist und was noch hätte passieren können.

Draußen ein Johlen. Lux geht ans Fenster, von hier kann man weit über die Stadt sehen. Die beiden laufen gerade an Kat vorbei, drehen sich nach ihr um, rufen irgendetwas. Sofort spannt sich alles in Lux, sie greift nach ihrem Telefon, auch wenn die Polizei in Detroit chronisch unterfinanziert ist, aber die Idioten laufen weiter, lassen Kat in Ruhe, vielleicht weil sie wach ist, zu schön und alles andere als hilflos.

Kat ist ein heller Fleck auf dem Asphalt. Sie sitzt genau an derselben Stelle, an der du vor zwei Tagen saßt, das ist so lange her, und unter dem Verband brennt es wieder. In der Ferne zeichnen sich die Hochhäuser ab, die Abendsonne brennt gleißende Punkte auf das Glas. Alles sieht von oben eher gemustert aus als kaputt. Die Risse in den Betonplatten sind zierliche Zeichnungen. Bäume wie grüne Wattebäusche, und die Häuser rollen sich dahinter aus, immer größer werdend, immer wichtiger und protziger wachsen sie in die Höhe, mit einem sturen Stolz unter dem Himmel.

Das Glas des Fensters bricht, ein kleines Loch nur, das sie mit dem Ziegelbrocken leicht aufschlagen kann. Lux hört wieder ein Johlen, aber diesmal das richtige, das von Kat, und bemerkt ihr eigenes Lächeln erst Sekunden später. Auf der Straße eine daumengroße Kat, die aufgestanden ist und mit beiden ausgestreckten Armen in der Luft herumwedelt. Lux sieht sich nach der Schlafenden um, aber sie liegt immer noch reglos.

Schnell streift sie sich das T-Shirt über den Kopf und wickelt den Stein darin ein. Die Scherben lassen sich leicht aus dem Rahmen klopfen, es sind billige Fenster, und sie schlägt das Loch so breit, dass sie sich beim Heraussteigen nicht schneiden kann.

***

Das Licht ist fast weg. Detroits Industrieweite, die Dunkelheit senkt sich durch den offenen Himmel in die Stadt. Unerkennbar langsam wird das Gebäude zu Schatten, verschwindet die Fassade. Nur das Weiß strahlt.

Dein Weiß, denkt Lux.

»So etwas Schönes hat noch nie jemand für mich gemacht.«

Lux sieht Kat an. Sie will an den Grübchen ihres Grinsens prüfen, wie viel Ironie in diesem Satz steckt. Kann es nicht sagen. Sie spürt das Ziehen in der verbundenen Hand nur noch leicht, komisch, so fest, wie sie sich ans Geländer in der Höhe gekrallt hat. Das Erste, was Kat sie fragte, als sie zurückkam, war, ob das denn wirklich nötig wäre, der ganze Staub und Dreck, bisschen übertrieben, nicht, und Lux lachte, hatte dabei Angst, den Verband abzunehmen, aber die Wundklammern haben gehalten.

Sie rauchen und schauen. Lux stellt sich vor, wie der Schriftzug bis zum GM-Tower strahlt, wie die Leute des im Kreis fahrenden People Mover erstaunt die Köpfe heben und sich fragen, wer zum Teufel Kat ist, wie es die sternförmigen Zufahrtsstraßen der Autoindustrie entlangleuchtet bis an die Grenzen dieser zersetzten Stadt.

Sie untersucht die eckigen, schiefen, menschenhohen, fantastischen Lettern an der gesamten Breite des Bahnhofs. Eine nach der anderen kräuseln sich die bläulichen Säulen ihrer Zigaretten in die kühle Luft, und die Konturen der Buchstaben werden immer diffuser. Leon wäre auch stolz, sicher. Lux muss an die Schlafende denken, die sich keinen Zentimeter gerührt hat, aber sie hat immer noch geatmet, und sie war ja nicht mehr in Gefahr, in Gefahr war sie nicht. Als sie Kat die Sache mit den Teenagern erzählte, lachte sie bloß kurz auf und sagte: »Idioten.«

»Du hättest dir auch nichts Kitschigeres ausdenken können«, sagt Lux und drückt ihre Zigarette auf dem Asphalt aus.

»Ich mag's«, sagt Kat und schießt noch ein letztes Foto. Es vibriert mehrmals in Lux' Hosentasche, als Kat ihr alle Aufnahmen schickt, aber sie weiß nicht, ob sie sich das Video ansehen kann, ob sie es will, so von außen, ob es dann nicht so ist, als hätte es jemand anderes gemacht.

Lux steht auf und folgt Kat zum Auto. Der Motor geht an, dann die Scheinwerfer, und durch das offene Fenster sieht sie noch mal hoch. Die Buchstaben lassen sich kaum noch erkennen, jetzt kommt die Nacht und verschluckt es, dieses fette, weiße »KATILOVEYOU«.

9

Das schwache Morgenlicht trifft Lux' nackte Zehen an der Frontscheibe. Draußen ist es flach und grün, Büsche und Bäume rauschen durch ihren Blick, kleinblättrig, still. Flirrend sieht es aus, zwischen schattigen und hellen Blättern, *fuzzy*. Die Wolkenschleier am Himmel gleiten vorbei, sie werden in ein paar Stunden verschwunden sein, die Sonne wird sie dann aufgelöst haben, und es wird heiß.

Vielleicht seid ihr dann schon in Chicago, am Lake Michigan, dem vom ewigen Wind zitternden See. Das Blitzen in den Kuhlen des Wassers und auf den gläsernen Hochhaustürmen, das Rostrot und Stahlblau von Chicago.

Lux' Blick streift über die Wasserflecken auf der Windschutzscheibe. Die Straße fließt unter ihr durch, auch die Gedanken fließen ohne die spitzen Haken, an denen sie normalerweise hängen bleiben. Kat singt leise den Song aus dem Radio mit. Ihre Stimme bricht immer wieder vom stundenlangen Nichtreden – oder vielleicht von der Nacht, die offenen Fenster, eine Zigarette nach der anderen. Wie viele Songs kennt Kat eigentlich auswendig, nicht nur Fetzen oder Refrains, sondern von vorne bis hinten, jedes Wort? Sie singt, wie sie spricht, ihre Stimme verändert sich dabei überhaupt nicht. Sie haben nur zweimal für Kaffee angehalten, in 24-Stunden-Dinern, die tatsächlich nie ganz leer waren. Ansonsten hat Lux geredet, ist alles losgeworden, was sie an Erzählenswertem erlebt hat, hat sich in einen richtigen Rausch hineingeredet, vieles hatte mit Leon zu tun. Kat hat zugehört und gesungen, irgendwann fiel Lux auf, dass sie ihr stundenlang keine Frage gestellt hatte, und sie schämte sich, platzte dann unvorsichtig mit ein paar Dingen heraus, die sie interessierten. Als sie Kat nach ihren Eltern fragte, zuckte die bloß die Schultern und sagte: »Autounfall, wie eigentlich alle Amerikaner, das ist unsere natürliche Todesursache.«

Sie hätte dieselben Träume gehabt wie alle weiblichen, amerikanischen Teenager, kellnern, schauspielern, Pornos drehen, Medizin studieren, Sängerin oder Anwältin werden, gereicht hat es aber eigentlich zu nichts. Sie wäre schon froh, dass sie sich die Namen der Medikamente, die sie alle geschluckt habe, merken könne, sagte sie und lachte.

Kat lenkt mit einer Hand, und Lux' Blick verfängt sich in den winzigen Härchen an ihrem Unterarm. Sie sind fast durchsichtig, man muss sehr genau hinsehen. Sie hat wenige helle Muttermale, verteilt über Handgelenk, Handwurzel, Handrücken. Kat muss auch Blut haben unter der geschliffenen Steinhaut, denkt Lux, als ein suchender Blick sie trifft, die Haut um Kats Augen ist weiß und bloß, wie poliert, trotz der Müdigkeit.

»Wo sind wir?«, fragt Lux, und Kat sagt: »Indiana«, blinkt nach rechts, nimmt die Ausfahrt.

Lux fühlt ihren Hunger erst beim Anblick des Diners. Kat stellt das Auto quer über zwei Parkplätze, und sie bewegen sich in Richtung Eingang. An der Dachkante des Gebäudes ist in blauen, geschwungenen Neonbuchstaben der riesige Schriftzug »Mel's« montiert.

Für einen Augenblick, wenn sich die Tür öffnet und jemand eintritt, heben alle die Köpfe. So ist es immer im Diner. Wenn alles passt, wird weitergegessen. Es ist einer dieser Orte, an denen zu jeder Tageszeit alles passieren kann, Überfall genauso wie Heiratsantrag. Die meisten, die hier essen, arbeiten schon seit

Stunden, Dreck auf Arbeiterhosen, riesige Schlüsselbunde, die die Fahrer griffbereit neben ihren Pranken haben. In der Ecke sitzt ein weißhaariger Mann allein an seinem Tisch und starrt beim Kauen auf einen Punkt in der Luft. Es sieht so aus, als würde sich die immer gleiche Erinnerung in seinem Hirnkarussell drehen, so oft abgespielt, dass sie sich schon verformt hat. Dieser Typ gehört genauso hierher wie die Kaffeemaschine, die Barhocker und die Ventilatoren an der Decke, denkt Lux und folgt Kat zu den Sitzbänken am Fenster.

Die Bedienung kommt, eine Indiana-Schönheit, würde man jetzt sagen, Pferdeschwanz, runde Wangen und porenlose Haut. Sie bringt den Kaffee ungefragt in Henkeltassen, aus denen der Dampf herausschwebt.

Nachdem sie die Bestellung gebracht hat – Pancakes mit Bacon, Butter und Ahornsirup, Hash Browns für Kat und eine riesige Portion Rührei –, essen sie eine Weile schweigend – wie alle hier. Der Speck kracht zwischen den Zähnen und hinterlässt eine solide Schmalzschicht auf der Zunge, die Sonne lässt das Fett auf den Tellern glänzen. Es ist einer dieser Diner-Momente, in denen alles in Ordnung ist.

Kat räuspert sich. Ihr Teller ist noch fast voll, nur ein halber Hash Brown fehlt

»Was möchtest du noch?«, fragt sie und greift nach der Speisekarte.

»Zu essen?«, fragt Lux mit vollem Mund, aber Kat hat die Kellnerin schon herangewunken und bestellt noch ein French Toast mit Banane, Erdbeeren und Sahne, ein BLT, eine Portion Spiegeleier und zwei Margaritas.

Lux zieht die Augenbrauen hoch.

»Mit Salzrand?«, fragt Charlene. Sie hat ein kleines Namensschild an ihrer Bluse.

»Natürlich«, sagt Kat und legt die Karte beiseite.

»Du hast doch noch gar nicht aufgegessen«, sagt Lux und verkneift sich die Frage, wer denn noch fahren soll, wenn sie beide Margaritas trinken.

»Is was Kulturelles«, sagt Kat, und dabei schwingt sich der Dampf aus der Kaffeetasse so perfekt um ihr Kinn, ihre Wangen und die Lippen, dass es so scheint, als hätte sie die Moleküle unter Kontrolle.

***

Lux sieht nur noch angewinkelte Beine, die vor Lachen zittern, es schüttelt Kats ganzen Körper bis in die Kniescheiben hinein, und dazwischen versucht sie grunzend, Luft zu holen. Sie liegt auf der Bank. In ihrem Glas schwimmt noch ein Rest der trüben Flüssigkeit, und Lux greift danach, über die Teller hinweg, und kippt sie in sich hinein. Das Salz bleibt an ihren Lippen kleben, es brennt in den überdehnten Mundwinkeln, sie ruft quer durch den Raum nach Charlene. Kat drückt sich von der Sitzbank hoch, versucht, regelmäßig zu atmen, legt den Kopf auf die Tischplatte, ihre Haare kommen dem Rührei gefährlich nah. Lux hat vergessen, worüber sie so lacht, das geht schon eine Weile so.

»Charlene!«, ruft Lux noch einmal, zieht das »E« lang, und Charlene hebt den Kopf, lächelt, tänzelt mit zwei neuen Gläsern zwischen den Tischen hindurch. Sie sucht einen Platz in dem Chaos. Quetscht die Gläser zwischen die Teller, nimmt den halb aufgegessenen Teller Rührei und schiebt die glänzenden Brocken mit einem Messer auf den halb aufgegessenen Teller Chicken Wings, klaubt ein paar zerknüllte Servietten vom Tisch. Gut, dass sie das macht, denkt Lux, auf Charlene ist Verlass, sonst wären die Teller irgendwann runtergefallen, wasserfallartig wären sie von der Klippe dieses natürlich gebildeten Fressplateaus gerauscht. Und sie überlegt, einen absichtlich hinunterzuschieben, nur, um das plötzliche Geräusch von zerbrechendem Geschirr zu hören, aber Charlene ist zu nett. Kat ist wieder aus Lux' Sichtfeld gekippt.

»Schmeckt's, honey?«

»Du bist die schönste Kellnerin«, sagt Lux.

Charlene lacht wie ein Indiana-Sonnenaufgang, und ihr Pferdeschwanz baumelt dabei hin und her.

»Möchtest du noch was?«

»Können wir vielleicht jetzt hier drin rauchen?«, fragt Lux.

»Darling, ich kriege Probleme mit den Gästen.«

»Sind wir keine Gäste?«, fragt Kat von unter dem Tisch, setzt sich auf und stopft sich ein Salatblatt in den Mund, das als Dekoration auf dem Sandwichteller liegt.

»Ihr seid definitiv die wichtigsten Gäste.«

»Wir rauchen auch erst, wenn alle aufgegessen haben«, schiebt Kat kauend hinterher, sieht sich um. Fast alle Tische sind mittlerweile besetzt, das Diner versinkt im Gerede der Leute.

»Da könnt ihr lange warten«, sagt Charlene, lacht und geht. Wenn man auf alles, was man sagt, so ein pferdeschwanzverschütteltes Lachen bekäme, dann wäre wirklich alles in Ordnung. Lux seufzt.

French Toast, ertränkt in Ahornsirup und geschmolzener Butter. Ein Double Cheeseburger mit Bacon, nur einmal angebissen. Apple Pie, in dem eine Gabel stecken geblieben ist wie eine Schaufel im Acker, Chili Cheese Nachos, die zu einem Käse-Maismehl-Klumpen getrocknet sind, und Hotdogs mit alt gewordenen Essiggurken. Die Teller stoßen aneinander, schieben sich unter- und übereinander, ein zermatschter Chocolate Fudge Brownie schwimmt zerfetzt in einem See aus Vanilleeis, ein paar Stücke davon sind auf den Teller mit dem Rib-Eye-Steak gerutscht, rosa glänzt das Fleisch und strahlt zwischen den kalten, weichen Pommes. Überall ist Ketchup. Es ist fast Nachmittag, und Kat greift mit beiden Händen nach der Flasche Mayonnaise und malt einen schiefen Smiley auf das Rührei. Lux schießt ein Foto davon und schickt auch dieses an Charles, sie hat alle Gerichte fotografiert, vorher und nachher.

»Lass uns rauchen«, sagt Lux, und beim Aufstehen merkt sie, dass ihr Magen mit Beton ausgegossen ist. Ihr Kopf wackelt losgelöst vom Rest des Körpers, ihr Gehirn eine Blase, gefüllt mit Sorglosigkeit, ein warmer, aufgeblähter Dekadenzballon. Sie schiebt Kat durch die Tür, und beide stolpern auf die Straße.

Lux bläst das Feuer ein paarmal mit der Nase aus, bevor die Zigarette brennt. Sie lehnt sich gegen die Wand. Die Sonne scheint ihr ins Gesicht, und in der Nähe rauscht der Highway. Kat hat sich auf den Bordstein gesetzt, streckt die Beine von sich, die in schwarz-weiß gestreiften Leggins stecken. Harlekin-Kat, denkt Lux. Schöne Clown-Kat, die mit dem Essen spielt wie ein Kind, *was Kulturelles*, die sich zum Boden beugt und Rauch gegen den Asphalt bläst, zwischen ihre Beine, er bildet eine dichte Wolke und fährt dann auseinander wie bei einer Nebelmaschine.

Kat dreht sich zu Lux um, die Augen betrunken, verschleiert, aber warm, ein fantastisches »Egal« steht in ihrem Gesicht. Lux schwankt in der sonnigen Ereignislosigkeit dieses Parkplatzes. Je voller der Magen wurde, desto schneller sind ihre Fragen einfach abgerissen, eine nach der anderen.

Kat lacht plötzlich. Nur einmal kurz, es springt über den Parkplatzasphalt wie ein kleines Tier und verschwindet zwischen den Autos.

»Was?«, fragt Lux. Die Sonne scheint ihr ins Gesicht.

Kat greift nach einem Steinchen auf dem Boden, wiegt es in der Hand. Lässt es auf den Asphalt zwischen ihre angewinkelten Beine fallen, es klockt genau dreimal, wenn es aufkommt und über den Boden springt. Sie hebt es auf und lässt es wieder fallen, auf denselben Punkt. Hebt es auf, lässt es fallen. Hebt es auf, lässt es fallen, klock, klock, klock. Immer wieder.

»Ich warte«, sagt Kat.

»Worauf denn?«, fragt Lux.

»Ne Aufgabe.«

Lux runzelt die Stirn. Ihr Gesicht ist schwitzig, und im Innern ihres Schädels strahlt ein kleiner, dumpfer Schmerz vom billigen Schnaps in den Margaritas. Sie lässt den Blick über den Parkplatz irren, und ihr fällt nicht mehr ein, warum dieses Spiel eigentlich nötig ist.

Warum muss man sich überhaupt irgendwas beweisen?, denkt sie genervt und hickst, es war nur eine Frage der Zeit, wann der Schluckauf kommt.

»Jetzt?«, fragt Lux, aber Kat sagt nichts mehr, lässt nur das Steinchen weiter fallen, das im selben Takt wie der Margarita-Kopfschmerz pocht.

Ein weißes, viel zu großes Auto fährt auf den Parkplatz, es kommt direkt vor ihnen zum Stehen. Ein paar Takte lang dröhnt ein Beat hinter den Scheiben, dann geht der Motor aus. Der Mann steigt aus und lässt seinen Hund auf dem Beifahrersitz heraus. Als er an ihnen vorbeiläuft, schnüffelt er ein wenig in ihre Richtung, es ist ein weißgoldener Kurzhaariger, die gleiche Fellfarbe wie Kat, denkt Lux und will ihn anfassen, aber der Hund entwischt, und der Mann schiebt seine Sonnenbrille auf die Glatze, sieht im Vorbeigehen auf sie herunter. Kat bemerkt seinen Blick nicht. Von hinten wirkt sie ein bisschen niedergeschlagen, denkt Lux, wie sie ihr kleines Steinchen fallen lässt, vielleicht hat sie sich müde gelacht, oder vielleicht, was viel schlimmer wäre, langweilt sie sich. Lux atmet tief aus. Sie dehnt ihren Nacken, erst die eine Seite, dann die andere, zieht so weit, bis es wehtut, ihr wird schwindlig davon. Der Mann ist reingegangen, sein weißer SUV strahlt in der Sonne, ist doppelt so groß wie alle anderen Autos.

»Okay, ich hab was«, sagt Lux, und Kat wirft das Steinchen weg und hört zu.

Als sie wieder reingehen und an ihren Tisch kommen, lässt Lux sich auf die Sitzbank fallen, schwer wie ein Sack Zement, überblickt das Chaos und verzieht das Gesicht. Die Mayonnaise auf dem Rührei ist eitergelb und durchsichtig geworden, und sie will zu Kat sagen: Sieh mal, igitt, hebt den Blick, um ihr das zu zeigen, aber Kat sitzt ihr nicht gegenüber. Sie ist weitergegangen. Schlendert zwischen den Tischen hindurch, wieder mit diesen losen Gelenken, die nichts Gutes verheißen, aber zielstrebig.

»Warte mal«, sagt Lux zu leise. So war das nicht gemeint, wir haben doch Zeit, denkt sie, wir haben doch noch gar nicht aufgegessen, aber kann es nicht sagen, traut sich plötzlich nicht mehr, etwas durch den Raum zu rufen, die betrunkene Selbstverständlichkeit ist ihr abhandengekommen. Da lässt sich Kat schon fallen, auf die Sitzbank ein paar Reihen weiter, gegenüber von dem Glatzkopf.

Sie reden. Lux stochert im Ei. Sie hätte gern gewusst, wie Kat das anstellt, hätte gerne einen Plan mit ihr geschmiedet, einen Dialog einstudiert, aber Kat scheint zu wissen, was sie tut. Plötzlich dreht sie sich zu Lux um, zeigt aus der Ferne auf sie, und der Typ biegt sich zur Seite, um an ihr vorbei Lux ins Visier zu nehmen. Ihr wird schlagartig heiß im Gesicht. Kat grinst. Lux verzieht den Mund zu einem nervösen Lächeln, er glotzt einfach, sieht erst Lux, dann Kat an, ausdruckslos wie ein Fisch. Kat hat den Arm auf der Lehne der Sitzbank abgelegt, ihre weiße Hand hängt wie gebrochen an der Kante herunter. Da nimmt er die schnittige Sonnenbrille vom Kopf, legt sie auf den Tisch. Sieht auf den Hund hinunter, der da zu seinen Füßen liegt, streichelt ihm kurz den Kopf, der Hund leckt an seiner Hand. Dann steht er auf und geht in Richtung Toilette.

Nein, so war das nicht gemeint, denkt Lux, und schüttelt den Kopf.

Kats Rücken löst sich von der Lehne. Lux sieht, wie sich die Kanten ihrer Schulterblätter unter dem T-Shirt herausdrücken, als sie die Ellbogen auf den Tisch abstützt. Die Hände zu Krallen verformt lässt sie sie über den Kopf harken, durchs Haar, die Nägel über die Kopfhaut, die weißen Hände durchs weiße Haar, sie wartet. Dreh dich um, denkt Lux, und will ihr sagen, dass ihr dieses Spiel völlig egal ist und sie einfach bezahlen und weiterfahren können, du musst das nicht machen, denkt Lux und will schon hingehen, vergiss, was ich gesagt hab, da steht Kat auf und folgt ihm – wie ein Roboter, der aufs Umkehren nicht programmiert ist.

Lux wirft die Gabel, die sie in der Hand vergessen hat, von sich, es scheppert auf den Tellern. Bei dem Geräusch hebt der Hund den Kopf, legt ihn aber gleich wieder auf die Pfoten, unwissend, gleichgültig. Scheißköter.

Sie sitzt einfach da. Fünf Minuten, zehn Minuten, in denen sie völlig nüchtern wird, sieht aus dem Fenster auf den Parkplatz, sieht sein protziges Auto, sieht immer wieder hin zur Toilettentür. Charlene hat dem Hund mittlerweile Wasser gebracht und einen Kaffee auf dem Tisch abgestellt, neben seine Sonnenbrille. Sie kommt zu Lux, und die sagt harsch »Nein«, als sie gefragt wird, ob sie noch etwas möchte. Charlene hört auf zu lachen.

Fünfzehn Minuten. Sein Kaffee wird kalt. Sie hätte ihn auch einfach bequatschen oder ihn aus der Ferne steuern können, hätte das doch auch so hinbekommen, jemanden eine Rechnung zahlen lassen, ohne ihn anzufassen. Es war auch nicht festgelegt, wer bezahlen sollte, sie hätte sich auch eine Frau aussuchen können, jemanden ohne Schwanz.

Lux denkt plötzlich an die Uhr in Kats Handtasche und fragt sich, ob sie gar nicht geklaut, sondern verdient ist.

Die Toilettentür geht auf, und er kommt raus. Allein. Sein Blick verirrt sich kurz zu Lux, aber ohne dass er irgendetwas verraten würde. Er setzt sich hin und streichelt den Hund. Da vibriert Lux' Telefon auf dem Tisch.

Eine Nachricht von Kat. Ein Video. Und als die Tür wieder aufgeht, schlendert sie auf den Tisch zu, genauso, wie sie vorhin weggegangen ist, betrunken, mehr nicht, und der Typ sieht ihr hinterher, bis sie bei Lux angekommen ist, mit ihrem zerwühlten, verknoteten Haar, dann winkt er Charlene zu sich heran, mit so einer Geste, einer Sattheit, dass sich Lux der Magen umdreht, mit all dem Chaos darin.

Lux startet das Auto und fährt schon los, noch bevor Kat die Beifahrertür zuschlägt. Sie gibt in der Kurve Gas und rast auf den Highway, die 94 Richtung Chicago.

»Was denn?«, fragt Kat.

Lux kann ihre Betrunkenheit hören, dieser Mund, denkt sie, dieses ausgeleierte, lose *Loch*. Sie überholt vier Autos. Dann bleibt sie auf der linken Spur, starrt, fährt, rast.

Kat zündet sich eine Zigarette an und haucht die Rauchwolke gegen die Frontscheibe, die Sicht vernebelt sich. Am Rand des Highways taucht das »Welcome to Illinois«-Schild auf. Draußen rauschen immer mehr Gebäude vorbei, Diner, Motels, Mega-Supermärkte, der Highway ist voll, und in der Ferne glitzert etwas, erste Hochhäuser.

»Du wolltest das doch so«, sagt Kat und rülpst, schaltet das Radio an. Sie fängt an mitzusingen. Natürlich kennt sie das Lied auswendig, aber die Töne sind schmerzhaft schief, sie singt absichtlich laut, ihre Kehle ist aufgeraut, aufgestoßen, denkt Lux und schaltet das Radio aus. Kat will es wieder anschalten, aber Lux schlägt ihre Hand weg.

»Was ist dein Scheißproblem?«, fährt sie Lux von der Seite an, und jemand neben ihnen hupt lange, überholt sie von rechts, ein weißes Auto. Sofort glaubt Lux, es sei der Glatzkopf aus dem Diner, der sich aus dem Fenster lehnt, sie beschleunigt automatisch, viel Gas, viel zu viel Gas, damit das SUV-Arschloch sie nicht überholt, fährt immer schneller, schneller und schneller, »Stopp!«, schreit Kat, und Lux sieht im letzten Moment das Auto vor sich und rammt den Fuß auf die Bremse.

Es wirft Kats Oberkörper nach vorne, ohne Gurt. Ihre Hände knallen auf die Plastikabdeckung, es schleudert ihr offenes Haar kopfüber. Hinter ihnen Hupen, mehrmals. Lux zittert. Sie versucht, normal zu atmen, normal weiterzufahren, reiht sich in die mittlere Spur ein, das Hupen hört auf.

»Fahr raus.« Kat spuckt die Worte. Sie klaubt die brennende Zigarette aus dem Spalt zwischen Plastik und Windschutzscheibe und schleudert sie aus dem offenen Fenster.

»Wie dachtest du denn, dass ich das mache? Nett fragen?«

»Keine Ahnung.«

»Du bist wie ein Kind, weißt du, *naive as fuck*.«

»Ich dachte …«

»Ja, was? Was denn? Was *dachtest* du?«

»Anders. Dass du das anders machst, keine Ahnung.«

Kopfschütteln. Im Kreis gehen, rauchen.

»Was geht's dich an, wen ich ficke, wer mir wo was reinsteckt?«

»Nichts. Gar nichts. Mir kommt das nur so …«

»Was?«

»Mir kommt das so schädlich vor.«

Ein Schnauben. »Schädlich. Du hättest uns fast *totgefahren*.«

Schweigen. Sich die Schläfen massieren. Sich auf die Motorhaube setzen.

»Tut mir leid.«

Ein Räuspern.

»Aber macht dir das … Spaß?«

Wieder das abfällige Schnauben. »Die Welt funktioniert halt so. Is doch egal.«

Inhalieren. Ausatmen.

»Ist doch nur ne Geschichte.«
Kopfschütteln.
Nicken.
»Okay.«
Rauschen vom Highway.
»Okay.«

Chicago

10

Lux taucht hoch und wischt sich das Wasser mit beiden Händen aus dem Gesicht. Es ist kaugummiblau von dem Badezusatz, den sie hier in kleinen Portionen am Wannenrand platziert haben. Der heiße Wasserstrahl schlägt es weiß auf. Sie winkelt die Knie an, sie sind rot und pochen, und die Luft legt sich sofort kühlend um die Haut, darunter das Netz aus bläulichen Adern. Sie hat es noch nie lange in Badewannen ausgehalten, es ist, als würde man gekocht, um gleich leichter gehäutet zu werden, und sie lässt ihre Faust auf den Hebel des Wasserhahns fallen, das Rauschen reißt ab, klingt nach. Der Dampf füllt das Badezimmer lautlos.

Warme Halogenstrahler sind nahtlos in die Decke eingelassen, Lux sieht den Schwaden zu, die sich durch das Licht kräuseln, sie sehen fast rau aus, kleine Punkte in der Luft. Sie fragt sich, wann sie das letzte Mal in einem richtigen Hotel war, kann sich aber nicht erinnern. Die Klinik zählt nicht. In der Klinik waren an jeder Wand Schalter, kleine, rote Personen-Icons mit Hauben, und Reißleinen, die man im Notfall ziehen konnte. Ihr Blick fährt über die Wände. Hier ist alles blank, ohne Sicherheitsnetz. Sie muss an dieses Klapsengerücht denken, das man sich an den endlosen Wochenenden erzählte wie Horrorgeschichten gelangweilter Kinder, die nicht zum Spielen nach draußen dürfen, diese Geschichte, die man sich wahrscheinlich in allen Klapsen auf der Welt erzählt, zuraunt, nämlich: dass sich vor ein paar Wochen jemand an der Notrufschnur in der Dusche erhängt haben soll. Natürlich wusste niemand, in welchem Zimmer genau, und wie unglücklich, aber immerhin finden sie einen dann sofort.

Lux taucht bis zum Kinn ins Wasser und versucht vergeblich, die Hitze als angenehm zu empfinden. Kat telefoniert. Es ist schon das zweite Gespräch, das sie mit irgendwem führt, seit Lux im Bad verschwunden ist. Es gibt also Leute, die darauf warten, dass sie zurückkommt. Lux registriert ihren Körper durch die Wasseroberfläche, die das Licht mit scharfen Zungen ableckt. Es ist alles ein bisschen vergrößert, unvorteilhaft und aufgeschwemmt, rasieren könnte man sich, denkt sie, oder auch nicht, die Haare sehen unter der Wasserlupe kräftiger aus. Sie zieht den Bauch ein, sodass man die unteren Rippen sieht, eine Höhle bildet sich für ein paar Sekunden Luftanhalten, füllt sich wieder, als sie die Luft heftig ausstößt.

Kat lacht im Zimmer. Für eine irrationale Sekunde glaubt Lux, dass es ihr gelten könnte, aber das macht überhaupt keinen Sinn. Es ist wieder still hinter der Tür, es fühlt sich an wie eine beschäftigte Stille auf der anderen Seite der schweren, verspiegelten Schiebetür ohne Schloss. Man geht in solchen Hotels anscheinend davon aus, dass reiche Menschen, die sich ein Doppelzimmer teilen, nichts voreinander zu verstecken haben. Lux setzt sich auf, drückt das Wasser aus ihren Haaren und sieht sich nach Handtüchern um.

Die Tür gleitet auf, mit einem geschmeidigen Geräusch. Lux unterdrückt den Impuls, sofort bis zum Hals ins Wasser zurückzutauchen, und greift stattdessen nach dem Shampoofläschchen am Badewannenrand, um ihre Haare noch einmal unnötig zu waschen. Kat wirft ihr bloß einen flüchtigen Seitenblick zu und schlägt dann ihre Mähne kopfüber nach vorne. Die Strähnen streifen den Boden, und sie fährt mit den Fingern durch. Richtet sich wieder auf, das Haar noch in den Händen, zieht es immer wieder hoch und nach hinten, sodass es die Enden hochtreibt, sammelt die herausfallenden, schimmernden Strähnen ein, sieht dabei abwesend in den Spiegel. Lux würde rot werden, wenn sie nicht schon in heißem Wasser säße. Sie faltet sich zusammen, zieht die Knie nah an die Brust, aber Kat registriert sie gar nicht wirklich, ihr Blick im Spiegel wird nur für einen Moment klar. Dann geht sie wieder aus dem Bad, ohne die Tür zu schließen.

Lux hört es rascheln und knistern und sucht wieder nach den Handtüchern, überlegt, schnell rauszusteigen und sich einzuwickeln, aber da ist Kat zurück, mit einem großen Batzen zusammengeknüllter Geldscheine in beiden Händen und einem Lächeln im Gesicht. Sie wirft sie über Lux in die Höhe, und die Scheine segeln auf das Wasser, Fünfziger, Zwanziger, Zehner, einer streift sie am Rücken, einer am Knie, und Lux blinzelt im grünen Regen. Hamiltons, Jacksons, Grants treiben auf der Wasseroberfläche herum, glänzen nass an den Rändern.

»Was denkst du, wie viel ist das?«, fragt Kat und geht wieder aus dem Bad, bevor Lux antworten kann. Sie kramt nebenan herum, etwas knistert im Zimmer. Lux versucht, einen Zehn-Dollarschein untergehen zu lassen, drückt ihn vorsichtig unter die Wasseroberfläche, aber er bleibt dort einfach schweben wie eine paralysierte Qualle.

Entspann dich, Lux. Is doch egal.

»Ist das mein ganzes Geld?«, ruft sie fragend ins Zimmer und muss daran denken, wie sie an vier verschiedenen Automaten abheben musste, weil es immer das zulässige Tageslimit oder die Menge der vorhandenen Scheine in der gewünschten Größe überstieg, da lässt das nahe Geräusch einer billigen, kratzigen Kameraimitation sie aufsehen. Kat hat ein Foto gemacht, und in Lux' geschocktes Gesicht sagt sie: »Mach dir keine Sorgen, man sieht nichts, super Bild. Und ja, das ist alles, was du hast, *darling*. Verabschiede dich von deinem Cash.«

Mit der einen Hand zeigt sie Lux das Bild auf dem Smartphone, mit der anderen hält sie ihr etwas anderes hin. Ihre Tabletten.

»Oh. Danke.«

Lux klaubt sie vorsichtig von Kats ausgestreckter Handfläche, schluckt sie. Und dann, einfach so, bleibt Kat sitzen, auf dem Rand der Wanne, sie überschlägt die Beine und sieht sich die im Wasser treibenden Scheine an.

»Wird Spaß machen, das zu verpulvern«, sagt sie, und ihr Blick verschwimmt träumerisch auf dem Geld. Sie hat wieder gute Laune. Hat Lux die Aufgabe noch im Auto gestellt, noch bevor sie Chicago erreicht hatten, hatte die Idee so schnell parat, als hätte sie sich das schon seit ihrer ersten Begegnung überlegt. Schlange, dachte Lux, das ist nicht so eine Aufgabe, die man schnell erledigen kann, kurz und schmerzhaft, sondern das wird nachhaltig stechen, das wird die ganze Reise verändern.

Kein Geld mehr zu haben, wird dir ein ständiges Gefühl von Unsicherheit geben.

Lux zieht ihre Knie näher an die Brust und umschlingt sie. Ein Zwanzig-Dollarschein wirbelt auf der Oberfläche um Kats Finger, sie verdreht President Jackson den Kopf und stößt ihn dann unvermittelt ins Wasser hinein.

»Soll ich … raus, willst du auch?«

Kat schüttelt den Kopf. Lux tut so, als würde sie sich auf die Geldscheine konzentrieren, aber sie merkt, wie Kats Blick vom Wasser auf ihren Körper wandert. Nicht wirklich neugierig, nicht interessiert, aber irgendetwas scheint sie zu prüfen, und Lux hat das Gefühl, dass sie diese Prüfung auf keinen Fall bestehen wird.

»Was hast du da?«

Kat tippt sich mit dem Mittelfinger aufs Brustbein, tief unten am Ansatz. Lux sieht an sich herunter, auf die Knie, in dieser Position kann sie die Narbe eigentlich nicht sehen.

»Das«, sagt Lux, »von ner Zigarette.«

Kat nickt, und ihr Blick wandert wieder aufs Wasser. Sie stützt ihr Kinn in eine Hand, sitzt da, als wollte sie nicht mehr gehen.

Ihre Lider sind halb heruntergeschlagen, und ihre ausgestreckte Hand spielt träge mit dem Geld, genau an der Stelle, wo gerade noch Lux' Schienbein war. Sie würde es berühren, wenn Lux die Beine nicht angezogen hätte.

Sie kommt, um dich zu häuten. Dir die aufgeweichte Haut abzuziehen.

»War ein Versehen«, sagt Lux, »mit der Zigarette.«

Das Wasser zwischen Kats Fingern macht leise plätschernde Geräusche. Plötzlich erwacht sie aus ihrer Träumerei, schüttelt die nasse Hand ab und greift nach einem Handtuch.

»Behalt einen von den Zehnern«, sagt sie und legt das Handtuch für Lux auf den Wannenrand. Sie prüft noch einmal ihre Frisur im Spiegel. Streicht eine Strähne hinters Ohr, dreht den Kopf zur Seite und betrachtet ihr Profil. »Für die Gewinnerin.« Sie sucht im Spiegel nach Lux' Gesicht. »Und nicht ausgeben.«

Diesmal schiebt sie die Tür zu, als sie aus dem Bad geht.

11

5.000 Dollar an zwei Tagen auszugeben, ist nicht so einfach, wie man sich das vorstellt. Lux ist wahnsinnig müde, das exzessive Shoppen, mit dem sie den ersten Tag in Chicago verbracht haben, hat sie mürbe gemacht. Trotzdem hat sie in der Nacht kaum schlafen können, während Kat neben ihr in dem Kingsize-Bett sofort ins Koma gefallen ist. Sie hat sich hingelegt, ist eingeschlafen und reglos liegen geblieben. Und morgens schlug sie die Augen auf, dann die Decke zurück, war im nächsten Moment auf den Beinen und fing an zu reden.

Der Himmel ist halb zugezogen, und Chicago macht sich am See weit wie eine Küste, nur noch Wasser und Boote. Die hochgewachsenen, ernsten Fassaden der Stadt laufen hier, am Ostende, einfach aus in ein paar verwitterte Holzplanken und einen Steg, der in den See hineinführt. Die Hochhäuser, bis oben hin mit arbeitenden Menschen gefüllt, sind weg. Die Malls, die Museen, Theater, Bibliotheken und Touristenschiffe, auf denen alle Plastiksitze besetzt sind und die im Minutentakt auf dem türkisen Fluss mit seinen Eisenbrücken kreuzen, das Metall, das Glas, die Turmuhren, all das ist hier einfach weg, ausgetauscht durch Wasser und Boote.

Lux zieht ihr Telefon nur ein Stück weit aus der Hosentasche, um zu sehen, ob neue Nachrichten angekommen sind, schiebt es aber hastig wieder zurück, unterdrückt den Reflex.

Lass das.

Sie setzt sich auf eine der Betonbänke am Ende des Stegs, hört die Möwen schreien, und hinter ihr sinkt die Sonne langsam, wirft ihren Schatten aufs Holz. Der Westen fälschlicherweise im Rücken. Das Seewasser leuchtet, es sieht so dicht aus, als würde es schwer durch die Hände gleiten, quecksilbrig, kalt und zäh, scharf wie Menthol würde es schmecken. Die Wolken haben sich durch den Sonnenuntergang vermehrt, die Boote schaukeln von ihrem minimalen Gegeneinanderstoßen, von den Flossenstößen der Fische in der Tiefe, von einem Stein, der am Ufer gegenüber ins Wasser geworfen wird.

Man sagt doch *Windy City*, man sagt doch, dass der Wind in Chicago nie aufhört, aber jetzt bist du hier, und kein Lüftchen weht. Stillstand, völlige Flaute.

Sie zieht gereizt das Telefon aus der Tasche.

Wahrscheinlich ist Kat mit diesem Igor ins Hotel zurückgefahren. Es war Lux schon seit dem Moment, in dem sie ihn trafen, zu hart, wie Kat ihn kaufte: »400 Dollar, und du bist heute unser Chauffeur. Tausend Dollar, und du gehörst bis morgen uns. Hundert Dollar, wenn du dir dieses Kleid anziehst und dich von der Verkäuferin beraten lässt.«

Er hat kein Geld, ein Kunststudent, der schwarz als Taxifahrer arbeitet, natürlich ließ er sich darauf ein.

Keine Nachrichten. Sie ist automatisch im Chat mit Kat, sobald sie das Smartphone entsperrt, wischt ihn weg, scrollt durch die anderen Kontakte, überlegt, Charles anzurufen, überlegt, sich bei ihrer Mutter zu melden.

Dieser ganze Scheiß, den Kat gekauft hat.

Lux stolperte ihr den ganzen Tag hinterher, stolperte Kats neuen, groben Keilsandalen hinterher, diesen Hufen, mit denen man alles auf der Welt einstampfen könnte, und Kats Hand krallte sich im Vorbeigehen in hochwertige Stoffe, schleifte einzelne Schuhe hinter sich her, ließ sie wieder fallen, wickelte sich Schals um den Hals, die viel zu warm waren für diese Jahreszeit. Sie riss irgendetwas von einer Stange, in einer unmöglichen Farbe, und sobald sie es anzog, sah es großartig aus. Sie hat auch für Lux High Heels gekauft, obwohl es keine Realität gibt, in der Lux diese Schuhe anziehen würde, aber so war die Aufgabe, »*ich* gebe *dein* Geld aus«, sagte Kat, egal, wofür und bis zum letzten Cent, und die Leute an den Kassen schauten jedes Mal erstaunt auf, wenn sie die zerknitterten, noch ein wenig feuchten Geldscheine entgegennahmen. Als der Kofferraum nicht mehr zuging, egal, wie sehr man die Taschen und Kartons zusammenquetschte, fing Kat wieder an, Igor Wetten vorzuschlagen.

Lux scrollt langsam wieder nach oben. Kat benutzt viele Smileys, alles ist voll von diesen gelben Dingern, auch Kuss-Smileys, inflationär, diese kleinen genormten Gefühlsbezeugungen. *Honey, darling, babe*. Das geht hier schnell, das bedeutet nichts, und Lux kommt an dem Video vorbei, das Kat ihr im Diner geschickt hat. *Macht dir das Spaß? Ja, sicher, ist doch nur eine Geschichte*, und ihr Daumen wird schneller.

Das letzte Video ist das von der Kreuzung. Lux merkt, wie ihre Knie noch mal weich werden, bloß von der Erinnerung daran: Igor fuhr herum, zeigte ihnen alles, vor allem die riesigen öffentlichen Kunstwerke der Stadt, Kapoor, Chagall, Dubuffet, man konnte ihm den Neid auf die Meister anhören, vor allem der Picasso vor dem Daley Center ärgerte ihn, dieser schielende, haushohe Gaul aus Metall, mit seiner Halskrause aus Drahtseilen. Aber Kat wurde langweilig, »300, wenn du jetzt über Rot fährst«, sagte sie, während Igor an einer Ampel zum Stehen kam und sich direkt vor ihnen eine Touristenlawine mit Eistüten, kurzen Hosen und Sonnenhüten über die Kreuzung schob.

Igors Blick wanderte in den Rückspiegel, zu Lux. Die Verwirrung ließ seine Gesichtszüge für eine Sekunde aus der Kontrolle fallen, pflügte die glatte Haut um die Augen um. Die Locken zitterten um seine Stirn wie Geschenkbänder.

Lux wollte etwas sagen, aber da fuhr er schon los, mitten in die Leute hinein. Ein Schlag aufs Autodach, direkt über ihrem Kopf, eine Faust, entsetzte Gesichter und kreischende Kinder. Hupende Autos, die es gerade noch schafften zu bremsen. Alle dachten an Terror, natürlich, und Kat wusste das genau. Sie ließ den Kopf nach hinten fliegen und lachte, das Smartphone in ihrer Hand fing verwackelt ein, wie die Leute aus der Fahrbahn sprangen und wegrannten. Soweit Lux durch die Hinterscheibe sehen konnte, hatten sie niemanden erwischt. Nachdem der erste Schock gewichen war, brüllte sie Kat an, ließ Igor anhalten, knallte die Autotür zu und ging.

Lux drückt die kleine Messingskulptur, die sie aus Igors Taxi hat mitgehen lassen, in ihrer Hand, ihre Finger riechen schon nach Geld. Es ist ein kleines, zusammengekauertes Monster, so hoch wie ein kurzer Daumen und mit traurigem Gesicht. Ein angeschmolzener Stolz, etwas Asketisches wabert um die kleine Figur herum, sie hat tiefe, hungrige Wangenlöcher. Er hat ihnen erzählt, er würde das Material für seine Figuren in seinem zweiten Job zusammenklauen, immer, wenn keiner hinsehe.

Sie scrollt weiter hoch und kommt zu dem Video vom Bahnhof, das sie sich immer noch nicht angesehen hat. Lux als kleine Figur in der Höhe. An diesem Geländer festgekrallt. Irgendwann zoomt es verwackelt, das Bild ist unscharf, aber Lux erkennt ihr T-Shirt, ihre Klamotten, sieht den Bewegungen dieser Frau zu, die damit beschäftigt ist, eine Fassade zu verändern, die zu wissen scheint, was sie tut. Die etwas Ungewöhnliches macht in diesem Video, etwas, das man nicht alle Tage sieht, und die Sonne geht dabei langsam unter, sogar das Licht ist schön.

Das bist doch du.

Es bricht an der Stelle ab, an der sie winkt. Stolz nach getaner Arbeit, sie hebt die Hand, einmal hin und her wie ein Kind, da stoppt das Video.

Als würdest du dich immer wieder selbst vergessen.

Etwas klackert, Flügel schlagen, Lux sieht sich um. In ein paar Metern Entfernung springt eine Möwe aufgeregt auf und ab. Ihre Hand wandert an die Stelle, an der ihr BH aufhört, ans Brustbein, aber man kann die Narbe nicht durchs T-Shirt fühlen. Sie hat das Bild von Kat vor Augen, wie sie auf dem Wannenrand saß und sich selbst an die Stelle tippte, sie weiß genau, wie Kats Haare dabei aussahen, wo die herausgefallenen Strähnen sie im Gesicht streiften, eine an der Schläfe, eine in dem schrägen Schatten unter ihrem Wangenknochen, ein länglicher, ovaler Schatten, geformt wie eine dieser Sepiaschalen am Strand.

Sie reibt mit der Hand über die Stelle.

An dich selbst kannst du dich nicht erinnern. Als hättest du das nie getan. Nur die Angst davor hast du noch in den Knochen, vor verbrannter Haut, die Angst, die das Hintersichbringen für ein paar Sekunden verzögerte.

Du kannst dich an den Moment, in dem du dich selbst verbrannt hast, nicht erinnern. Aber alle theoretischen Verletzungen, die, die du dir bloß vorgestellt hast, sind so präsent, als wären sie wirklich passiert.

Am schlimmsten war es mit den Starkstromleitungen nach Leons Unfall, an den Bahnhöfen, überall diese Schienen und Masten und Kabel. Die Mischung aus Angst und der Lust hinzufassen war kaum auszuhalten, der Drang hochzuklettern und der Horror vor dem Blitz so greifbar, dass dir jetzt noch der Kopf wehtut, wenn du es dir vorstellst.

»Warum wollen Sie sich wegschaffen?«, fragte der Therapeut. Es klang nach einem Opfer, das man ohne Spur zu beseitigen versucht.

Die Möwe schnappt nach etwas Schwarzem auf den Dielen, sie hackt immer wieder danach, nimmt es in den Schnabel, wirft es hoch und lässt es auf die Planken fallen. Es ist ein schwarzer Krebs, schon halb zerfetzt. Eines seiner Beine steht in einem merkwürdigen Winkel ab und ist noch nicht ganz aus dem Körper gerissen. Die Möwe wartet. Sie sieht ihre Beute an, mit schräg gelegtem Kopf. Als der Krebs sich rührt, seinen Panzer schwerfällig und halb tot von den Dielen heben will, hackt sie wieder zu. Es klingt hart, Horn gegen Chitin, und die Möwe hackt und hackt, bis der Panzer bricht, sich scharfkantig in die Weichteile graben muss wie eine geknackte Karamellkruste. Der Krebs rührt sich nicht mehr.

Keine Nachricht von Kat, nichts.

Als die Möwe den toten Krebs in den Schnabel klemmt, die Flügel ausbreitet und tollpatschig losfliegt, um ihn unbeobachtet zu essen, bleibt das ausgerissene Bein auf dem Holz liegen.

***

Lux hält die Karte an den Sensor, und es piept. Sie lässt die schwere Tür aufschwingen, bleibt aber im Flur stehen, wie jemand, der nicht in dieses Zimmer gehört, der den Schlüssel bloß gestohlen hat. Sie horcht.

Das Licht im Zimmer brennt, obwohl es draußen noch hell ist, und von ihrer Position aus sieht sie nur einen Sessel, auf den Plastiktüten gehäuft sind. Ein leises, regelmäßiges Klacken schält sich aus der Stille bis hin zu Lux' Ohr, das von dem akustischen Signal unwillkürlich zuckt.

Klack-klack-ka-klack.

Langsam setzt sie einen Schritt vor den anderen. An der Garderobe schleicht sie vorbei, am Safe, entdeckt ein paar getragene, abgestreifte Klamotten auf dem Boden, und sofort, ohne dass sie Zeit gehabt hätte, sich innerlich gegen diesen Anblick zu wappnen, fühlt es sich so an, als würde etwas in ihrer Brust gewrungen wie ein nasses Handtuch, aus dem man das Wasser herauspresst.

Das Geräusch bleibt. Je näher Lux dem Bad kommt, desto lauter wird es. Und jetzt mischt sich noch etwas anderes hinein, unterdrückt und gedämpft ist da noch eine Stimme, hinter der Badezimmertür. Mit einem Stöhnen hat sie gerechnet, trotzdem spannt sich alles in ihr an. »Tausend Dollar, und du gehörst bis morgen uns«, das hat Kat zu Igor gesagt, aber nicht, was das bedeutet. Natürlich sind seine Augen groß geworden, jemand, der für dasselbe Geld wochenlang am Band stehen und Taxi fahren muss, und Lux war irgendwie froh, dass er noch bei ihnen blieb, auch wenn er es fürs Geld tat.

Noch ein Schritt an der Flurwand entlang, und der Raum öffnet sich. Chaos, das nach kaltem Rauch riecht, die Vorhänge sind halb zugezogen. Tüten und Klamotten überall, aus Kats Koffer quillt Stoff in allen Farben, auch auf dem Bett sind Kleider und neue Schuhe verteilt, überall Teller, auf denen vorher Obst, Frühstückseier und Sandwiches drapiert waren, jetzt schwarz gerieben und voller Kippen. Lux' Blick wandert zur Decke. Die kleine Menstruationsabfalltüte aus dem Bad ist immer noch um den Rauchmelder gespannt. Und in alldem steht, auf einer kleinen blauen Plastikscheibe, damit er beim Kopfwackeln nicht umfällt, Barack Obama, den Kat kistenweise im Sonderangebot gekauft hat. Er grinst und hat die Arme verschränkt. Sein vergrößerter Kopf stößt immer wieder gegen seine Plastikschulter. Klack-klack-ka-klack. Er sieht schadenfroh aus.

Lux stellt ihn in ein schattigeres Eck, wo ihm das Wackeln vergeht, da bricht tatsächlich ein lauteres Stöhnen aus dem Badezimmer, eindeutig ein männliches.

Neben dem Bett liegt Kats abgestreifte Harlekin-Leggins. Die langen Beine verdreht, als wäre der Clown vom Hochhaus gesprungen. Sie muss sie als Erstes ausgezogen haben. Vor der Tür des Badezimmers liegen weitere in sich zusammengefallene Klamotten, die Mütze und die Weste, die sie Igor als Chauffeursuniform gekauft hat. Das gepresste Gefühl in Lux' Brust geht nicht weg. Sie geht ein paar Schritte in Richtung Bad, hält die Luft an. Legt eine Hand auf den Schiebeknauf und das Ohr an die Tür.

Sie hört, wie sich etwas verschiebt, wie etwas in der Badewanne rutscht. Kats Gesicht taucht in ihren Gedanken auf, ein offener Mund, ein keuchender Mund, um den die Strähnen in Stößen zittern, ein Mund, dessen Ohnmacht nicht zu den Augen passt.

Sie nimmt die Hand wieder weg. Geht zurück zum Bett, setzt sich in den Klamottenhaufen, stellt ihr Smartphone auf lautlos und tippt.

»Was macht ihr?«

Gesendet. Kein Nachrichtenton aus dem Bad. Das muss nichts heißen. Die Geräusche bleiben unverändert. Lux tippt weiter.

»Komme in einer halben Stunde ins Hotel zurück, *darling*. Hunger?«

Sie wartet. Das Stöhnen wird lauter, aber wieder nur seines. Plötzlich färben sich die kleinen Haken, die anzeigen, dass Kat die Nachricht gelesen hat. Lux starrt auf den Bildschirm, horcht weiter in Richtung Bad, etwas Wimmerndes mischt sich dazu, aber der Rhythmus unterbricht sich nicht. »Kat schreibt …« steht da. Es vibriert in ihrer Hand.

»Snack für dich im Hotel. Bin auf dem Rückweg.«

Als Erstes sieht sie nasse Locken. Der nächste Zentimeter gibt ein Stück glatte Haut an der Schläfe frei. Dann die Augenbraue und sein geschlossenes linkes Auge. Die Stirn zieht sich zur Mitte hin zusammen, je weiter sie die Tür aufschiebt, zu einer Furche. Aber nicht wütend, nur konzentriert, in sich gesunken.

Sein Mund steht offen. Die rechte Schulter, der Arm arbeitet, die dichten Muskeln runden sich und flachen ab, laufen im Wasser aus, in Wasser und Schaum, und das Fluten, das er verursacht, klingt noch hell und weich. Je länger sie zuschaut, desto härter wird Lux' Griff um den Türknauf. Je tiefer sich seine Stirn furcht und je fester er die Augen zusammenpresst, je heftiger das Wasser klingt und je stummer sein Mund wird, desto mehr wird ihre Hand zu einem Schraubstock. Sie legt das Gesicht an den Türrahmen, aber ihr Körper traut sich nicht, ins Bad zu treten, auf sich aufmerksam zu machen, obwohl sie so gerne würde. So etwas Echtes hat sie vielleicht noch nie gesehen.

Sein Mund wird runder, der Arm schneller. Das Wasser schwappt über den Rand der Wanne. Es wird unruhig, überschlägt und türmt sich auf, schäumt und kippt, Lux' Hand ist versteinert, ihr werden die Handknochen wehtun, sie merkt es nicht, aber sie werden bald knacken, dann diese lautlose starre Sekunde, wirklich, eine vollkommen stille Sekunde, eine tote Lücke, auch wenn sich alles um ihn bewegt, das Wasser, die Hand, gewalttätig und nass, Zeit, die sich noch ein paar Bewegungen lang vorwärtsquält, gereizt, gescheuert, geschunden, aufgerieben, noch zwei-, dreimal, so fest und heftig, wie er kann, und endlich, nach dieser absoluten Anstrengung, nach dieser mühsamen Arbeit, zum Glück, zerreißt das alles.

Lux senkt den Blick. Sie entfernt ihre Hand vom Türknauf, streckt die verkrampften, in dieser Position eingerasteten Finger langsam aus.

Als er sie sieht, rutscht er rehäugig bis zum Hals ins Wasser, seine Haut quietscht in der Wanne. Von den Spitzen seiner Locken tropft es, als drängte sich der Rest der Flut nachträglich aus ihm heraus, ein Junge, der erwischt wurde, räuspert sich.

»Hi.«

»Hi.«

Er guckt. Die Augen zu dunkelbraunen Murmeln geweitet.

»Stehst du schon lange da?«

Lux schüttelt den Kopf.

Er schlägt die Lider nervös hinunter, scannt die Wasseroberfläche. Lux streicht sofort mit dem Blick über seine dichten Wimpern. Er sucht sein Sperma. Plötzlich heftet er seine Augen fest auf sie, als würde er sich etwas vornehmen. In seinem Gesicht verschiebt sich alles gleichzeitig.

»Machst du … mit?«

Lux sieht schnell woandershin, um nicht lachen zu müssen, so unbeholfen sagt er das. Seine Boxershorts liegt in einem verdrehten Wulst auf dem Boden. Die Spiegel sind beschlagen. Aber plötzlich, als diese Frage richtig bei ihr ankommt, als sie sein umgeschlagenes Gesicht mit diesem Szenario addiert, trocknet alles in ihr aus.

Du gehörst bis morgen uns. Lux weiß jetzt genau, was damit gemeint ist, ein Befehl, ein Arrangement, ein Auftrag, ein vorbereiteter *Snack im Hotel.*

»Hat sie dich dafür extra bezahlt?«, fragt sie. Es klingt giftig.

Sein aufgesetztes Lächeln taut.

»Wie viel?«

Igor sinkt noch ein wenig tiefer ins Wasser, sodass die Locken hineinhängen, sie sind fast schwarz, so nass. Er schüttelt den Kopf.

»Sag, wie viel!«

Er schlägt die Augen nieder, sieht aus wie ein Kind, das man anschnauzt, sein naives Gesicht leuchtet unter den Wasserperlen, und da merkt Lux, dass er der Falsche für ihre Wut ist. Sie nimmt eines der Handtücher vom Haken, schmeißt es zu ihm in die Badewanne und schließt die Tür hinter sich.

12

Ein Keramikstreuer in Form einer russischen Präsidentenbüste, eigentlich für Salz. Seine Augen sind kleine, schwarze Löcher, sein Haaransatz weit zurückgewichen. Der Strahler über dem Küchenbüfett gießt einen hellen Reflex auf seine Staatsmännerglatze, und Lux nimmt ihn in die Hand, schüttelt ihn, obwohl sie keine Ahnung hat, wie viel Koks wiegt. Sie muss an die Plastik-Obamas denken, die Kat überall im Hotel verteilt hat, und plötzlich hat sie den Eindruck, dass Kat nur deswegen von Anfang an so vehement darauf bestand, im Trump Tower einzuchecken.

Lux hatte immer Angst vor Chemie, auch vor den Psychopillen. Sie stellt den Mini-Präsidenten zurück zum Eiersalat. Er hätte gerne noch den Amerikaner gehabt, hatte der Gastgeber mit dem Ziegenbärtchen und der gelben Sonnenbrille ihr gesagt, dann würde er sich abwechselnd Ost und West durch die Nase ziehen und die Orientierung verlieren. Orientierung verlieren ist gut, denkt Lux, das ist die beste Erholung vom Ich, hier ist viel Ei auf der schicken Schieferplatte verteilt, überall gelbe und weiße Brocken, alle müssen nach Ei und Kaviar riechen, am allermeisten Kat, die sich schon von Anfang an eines nach dem anderen in den Mund geschoben hat, als gäbe es kein Morgen, die sich unzählige Gürkchen in den Mund gepflückt hat, parallel zu den unzähligen Lines, Lux sieht das Knallrot ihres Kleids immer wieder aufblitzen auf der Tanzfläche, die eigentlich nur ein Wohnzimmer ist. High Heels klacken auf dem Fischparkett, oft aus dem Takt, die künstlichen Wimpern klappen mechanisch auf und zu, die toupierten, blondierten Frisuren schweben wie Wolken durch den Raum, dem Zigarettenrauch voran, und Lux streift in diesem Rausch langsam und unbemerkt ihre Schuhe ab, diese Folterinstrumente, zu denen Kat sie überredet hat. Die Russen verstehen da keinen Spaß, hatte sie gesagt, außerdem, je betrunkener, desto besser kann man drin laufen, und das stimmt, aber je mehr Lux trinkt, desto nüchterner scheinen ihre Gedanken zu werden und desto absurder findet sie es, ihre Fersen mehrere Zentimeter über den Boden hochzulagern, so absurd, dass sie ein ganz unwirkliches Gefühl bekommt, das aus den Absätzen hochsteigt in den Kopf und schon anfängt, sich zu etwas Gläsernem zu verdichten. Sie scannt den Raum nach Igor, der irgendwann einfach verschwunden ist.

Sie stützt sich mit den Armen auf die Schieferplatte und zieht sich hoch. Das Geld ist weg. Kat hat die letzten Hunderter allein geschafft, im Spa, während sich Lux am See von den Möwen anschreien ließ und später mit Igor Hotdogs essen war, anstatt zu vögeln. *Mittellosigkeit ist eine langfristige Anlage für deine Unabhängigkeit.*

Kats weiße Hand ist verschränkt mit der eines Anzugträgers, sie rempeln beim Tanzen andere an, und sowieso hat sich den ganzen Abend schon eine Wand aus interessierten Männern zwischen Kat und Lux geschoben, das rote Kleid wandert seit Stunden von einem Schoß auf den nächsten, so viele Daddys, der Neid der anderen Frauen versengt ihre schweren Wimpernvorhänge, und immer noch kapiert Lux nicht, wie man sein Gesicht so entgleisen lassen kann beim Anblick von Schönheit.

Sie drehen sich schneller, Kats Muskeln in den Waden wie gemeißelt, er strauchelt. Ihr Haar weht ihr hinterher, der Mann versucht, es einzufangen wie ein tollpatschiges Kind mit Halbglatze, das man in einen Anzug gesteckt hat, und Lux wird schlecht, sie versucht, sich auf einen Punkt hinter diesem Chaos zu konzentrieren. Dieses ganze Knäuel an Menschen wirkt infiziert, Kat ist der Herd, dieses Zusammentreffen ist so wahllos, dass sie kotzen möchte, da entdeckt sie zwischen den wirbelnden Beinen unerwartet Igors Gesicht.

Die Leute um ihn herum brüllen vor Lachen, alle auf Russisch, aber er schaut auf seine Hände. Zieht an seiner Zigarette, die Wangen fallen ihm dabei ein. Und Lux denkt darüber nach, wie lange es eigentlich her ist, dass irgendwer sie angefasst hat, es gab da niemanden, bloß das Loch, das Leon hinterlassen hat und das sie vorm Einschlafen manchmal mit der Vorstellung von seinen Händen gefüllt hat. Immer nur seine Hände, die über sie streichen, mehr nicht, sie wollte in der Vorstellung nicht, dass sich etwas in sie hineindrängt, wie ein prüdes Mädchen, denkt sie, und dann, genau wie dort oben in diesem Bahnhof, genau wie der unkontrollierbare Arm, der einfach macht, was er will, löst sich ein Phantom aus Lux' Körper.

Sie legt den Kopf schräg. Ihre unsichtbaren Hände greifen an die Kante der Schieferplatte. Langsam lässt sich dieser Phantomkörper heruntergleiten. Immer weiter hinunter, bis auf den Boden, auf die nackten Füße, auf die Knie, und sie weiß auch nicht, warum er kriecht, so betrunken?, aber ihr Blick ist so geschärft wie lange nicht mehr, sie sieht jede minimale Bewegung in Igors Gesicht, die Langeweile um die Mundwinkel, die Verlorenheit in den Augen, die Naivität an den Schläfen, er fühlt sich so unbeobachtet, und ihr durchsichtiger Körper kriecht zwischen den Leuten hindurch, schiebt Knie und Hände abwechselnd vorwärts, rollend, ohne dass irgendwer ihn bemerkt, schleicht sich lautlos an allem vorbei, hin zu ihm, legt ihm die Hände auf die Knie, kriecht auf ihn hinauf, sich auf ihn schieben, rittlings, die Geisterhand auf seinen Mund legen, ihm den Kopf nach hinten drücken, als wollte sie ihm im Spiel den Nacken brechen, und als ihre Zunge sich ihm ins Ohr schiebt, ihr Phantomkörper ist längst so nass, dass da ein Fleck unter ihr zurückbleiben wird, da entdeckt Igor sie auch, durch die Menge hindurch.

***

Das letzte Stück der Treppe ist dunkel, es gibt hier anscheinend kein elektrisches Licht mehr.

»Warte.«

Lux hat sowieso keine Wahl, also bleibt sie stehen und lässt die Augen in der Schwärze offen. Sie hört ihn herumwerkeln. Erst schlägt etwas gegen Holz, dann quietscht und rumpelt es, schleifendes Metall, das auf dem Boden aufkommt. Sie fragt sich, ob er sein Smartphone genauso absichtlich nicht zur Hilfe nimmt wie sie. Unter dem Zigarettenrauch und dem Wodka riecht Lux seine Wärme, wie etwas Gebackenes.

»Gib mir deine Hand.«

Sie streckt beide Arme aus und wischt damit in der Dunkelheit herum, bis sie auf Igors Körper trifft. Seine Finger schließen sich um eine ihrer Hände.

»Siehst du die Leiter?«

»Nein.«

Er lacht. Dann führt er ihre Hand, bis sie an kaltes Metall stößt, Sprossen.

Als sie oben sind, strahlt das Nachtlicht von Chicago hinein, durch die kleinen vergitterten Öffnungen in den Wänden, ein fahles, violettes Bisschen. Staubiger Dreck unter ihren nackten Sohlen und kühler Beton. Er schiebt sie an eines der kleinen Fenster, kurz bleibt ein Abdruck seiner Hände an ihrer Taille. Dann knirschen seine Schritte vorsichtig über den Boden ans andere Ende des Raums.

Lux sieht die dunkle Straße mit den warmen Eisenlaternen von weit oben. Es sind noch viele Leute unterwegs, sie tauchen klein und schwarz aus dem Dunkel auf und verschwinden darin wieder, sobald sie den Lichtkegel der Laternen passiert haben. Dahinter die Hochhäuser mit den unregelmäßig erleuchteten Fenstern, als würden Lichtcodes auf die Fassaden projiziert. Der Nachthimmel dahinter ist weit weg, ein waches Nachtlila, wie sie es von Chicago immer erwartet hatte, und wieder weiß sie nicht, woher sie diese Farbe eigentlich hat, warum manche Dinge, die sie sich vorgestellt hat, so exakt stimmen und andere überhaupt nicht. Man hört nur leises Rauschen von draußen.

Es klickt, und eine Glühbirne geht an. Igor steht mitten in dem kahlen Raum, und sein Arm, mit dem er das Licht über sich angeschaltet hat, senkt sich langsam, wie unter Wasser.

Das Erste, was Lux bemerkt, ist ein Roller, dessen Metallverkleidung abgenommen ist, die Teile sind mit kleinteiligen Mustern bemalt, und roter Sprühlack ist auf dem Boden darum verteilt. Große Stücke Karton und Holzlatten sind an die Wände gelehnt. Überall liegen kleinformatige Zettel, auf dem Boden und über einen Tapeziertisch verteilt. Als sie einen aufhebt, sieht sie, dass es Bleistiftzeichnungen sind. Sitzende oder stehende Menschen, die wartend aussehen, versunken in Musik aus Kopfhörern, in Büchern und Zeitungen, in Mänteln, Sommerkleidern, Anzügen. Der Raum ist voll von diesen Passagieren.

»Die sind aus der Metro«, sagt er, und sie lässt die Frau im Mantel, die sich gequält gegen eine der Stangen lehnt, wieder los, sie segelt auf den Boden. An einer Wand ist ein Bild angelehnt, es sieht fast fertig aus. Lux dreht sich zu Igor um, und er löst sich aus seiner Starre, beeilt sich, einen verkleckerten Baustrahler anzuschalten, der direkt auf das Gemälde gerichtet ist. Das Licht flutet die Leinwand.

Es ist ein Wald aus Körpern. Frauen und Männer, Vögel und Hasen winden sich, bilden ein Dickicht, das perspektivisch auf einen Punkt in der Ferne zuläuft. Es ist nicht obszön, nur fantastisch, und es sieht nass aus, als würde alles im Wasser treiben, hautfarben und dicht, leuchtend. Über allem ein kleines, fast zugewachsenes Stück blauen Himmels. Lux entdeckt ein paar Pilze am Boden, ein paar monströse Gesichter, Hörner, aber unbedrohlich und stumm, es hat nichts gemein mit den üblichen schrillen Abbildungen von Trips. Ein Traum wie kurz vorm Einschlafen, der Moment, in dem alles klebrig zusammenwächst. Sie schämt sich, weil sie ihm das nicht zugetraut hätte. Sein Blick hängt noch an ihr, sie merkt es aus dem Augenwinkel, er ist tatsächlich einer von diesen Mageren, Hungrigen, den unter dem Dach Lebenden, den Versteckten, deren Ideen man nicht kennt.

Die Acrylfarbe, mit der er malt, ist in Tuben auf einem kleinen Beistelltisch aufgereiht, auch ein großes, fleckiges Glas steht da, in dem trübes Wasser schwimmt. Abgenutzte Pinsel in einem Etui aus Leder. Abseits eine nackte Matratze, in einer anderen Ecke ist noch eins dieser kleinen Wurfzelte aufgeschlagen, die Reißverschlüsse sind sorgfältig zugezogen.

»Hier schläfst du?«

Igor wiegt den Kopf hin und her.

»Wozu das Zelt?«

»Wenn ich die Roller anmale. Das Spray ist zu giftig.«

Lux nickt.

»Und im Winter ist es wärmer.«

Er sieht nervös aus, lässt die Hände bis zum Anschlag in den Taschen versinken. Das Licht der Glühbirne zeichnet ihm Schatten seiner Locken auf die Stirn. Für einen Moment denkt Lux, dass er keine Ahnung hat, wie er das hier anfangen soll, aber der Fehler fällt ihr sofort selbst auf, sie denkt an Kat und fragt sich, wo ihre Haare sich wohl gerade verfangen.

Als sie ihm das T-Shirt über den Kopf zieht, zeichnen sich noch mehr hohle Schatten auf seinem Oberkörper ab. Er ist so dünn und zäh, die Brust ein wenig eingefallen, Lux kann seine Rippen zählen, mit den Fingern über die warmen, hautüberzogenen Knochen. Er reißt ihr die Klamotten ein wenig zu schnell herunter, als hätte er zu viele Pornos gesehen, aber als sie liegen und er sich über sie beugt, fühlt es sich an, als läge sie in einer Höhle.

Sie muss ihn anspucken, damit er reinkommt. Diese Pillen, wie soll man gesund werden, wenn man gleichzeitig austrocknet. Er fängt an, sich in ihr zu bewegen, vorsichtig, langsam, sogar aufmerksam, aber Lux' Unterleib ist wie eingeschlafen. Sie registriert die Bewegung nur. Weiß schon, dass er seinen Schwanz in sie reinschiebt und wieder rauszieht. Schließt die Augen.

Konzentrier dich, du wirst gefickt.

Sie erregt sich für eine Sekunde an diesem Satz, wird feuchter, dann ist es wieder weg.

Sei nicht so passiv.

Glatte, warme Haut. Kuhlen. Leichte Bisse. In den Nacken, die Brustwarzen. Über eine Matratze geschoben, gestoßen werden. Er ist sehr nett.

»Kannst du fester?«

Er vergräbt sich schnaufend an ihrem Nacken, und seine Stöße geraten aus dem Rhythmus.

»Nicht schneller, fester.«

Lux greift ihm in die Locken, zieht daran, um sein Gesicht zu sehen.

»Lass mich hoch.«

Du hast eine Hemmung in den Hüften, denkt sie, als sie anfängt, sich auf ihm zu bewegen. Verrostet. Kats Rücken blitzt auf in blauem Licht. Lux schließt die Augen wieder, fester diesmal, und sieht weißes Haar, die zähe Heftigkeit ihrer Bewegungen, das Rollen in den Gelenken. Sie macht es ihr nach. Braucht ein paar Anläufe, ein paar ungelenke Stöße, bis es geht. Bis die Knochen aufknacken.

Ihr Körper reagiert, als würde er jetzt erst bemerken, was sich hier abspielt. Verwunderung und Hitze, die es unmöglich machen aufzuhören, die Haut schiebt sich jetzt so dringend gegeneinander, dass die anderen Sinne langsam verschleiern. Lux mit offenen, aber immer blinderen Augen. Sie hört bald nichts mehr. Merkt nicht mehr, wie fest sie Igors eingefallene Brust noch weiter eindrückt, ihm den Atem nimmt. Ihr Hals wird trocken. Sie will sich endlich wieder bewegen.

»Lux.«

Sie stößt sich fester in ihn hinein – und schneller.

»Lux!«

Zwingt ihren Blick wieder scharf zu werden.

»Was?«

Igors Mund ist eine stumme Höhle, seine Augen sind geschlossen. Sie bewegt sich weiter, es wird immer besser. Ist nicht seine Stimme.

»Lux, wir gehen.«

Kat steht da, in ihrem Mantel, neben ihnen. Ihr Blick ist nüchtern, fährt Lux grob ins Innere wie eine Beleidigung. Und Igor reißt die Augen auf, geschockt, will sie schon wegstoßen, unter ihr fliehen, aber Lux kann jetzt nicht aufhören, ist zu spät, und sie presst seine schwache Brust hinunter, mit ihrer ganzen Kraft, Kat geht zurück zur Treppe, aber lässt sie nicht aus den Augen, sieht zu, wie sich Lux noch ein paarmal auf Igor hinunterstößt, drei-, viermal, angestrengt, sich abarbeitet, an sich selbst, sich dabei an seinen Schultern festkrallt, mit flatternden Lidern und aufgerissenem Maul, und er drückt sie zur Seite, reißt sich aus ihr heraus, rappelt sich von der Matratze hoch, weg von ihr.

»Ich warte nicht«, sagt Kat, und ihre Schuhe kratzen auf dem dreckigen Beton, Stück für Stück verschwindet sie in dem Bodenloch, steigt die Leiter hinunter, während Lux daliegt und Igor laut flucht, es zwischen den Beinen pocht, langsam und regelmäßig.

***

Lux lässt anklingeln, viermal, siebenmal, während sie so große Schritte macht, dass ihre Oberschenkel krampfen. Neunmal, bis die Mailbox anspringt, fluchend rennt sie ein paar Schritte an einem der Theater vorbei, die nackten Fußsohlen empfindlich auf dem groben Asphalt, die nutzlosen Schuhe in der Hand. Es sticht in den Augen, die sich an die dunkle Stadt gewöhnt haben, als sie unter den Hunderten Glühbirnen eines Eingangsschildes hindurchläuft, sie formen die Wörter »Chicago Theatre«, die Hitze wirft sich kurz auf ihre nasse Stirn. Der Zehner, den sie nicht ausgeben darf, pulsiert in ihrer Hosentasche, seit einer halben Stunde läuft sie.

Wie ein Köter rennst du ihr hinterher.

Sie will zu schnell durch die Drehtür des Hotels und klemmt sich fast selbst ein, die Hände des Pagen, der dafür zuständig ist, bleiben leer in der Luft hängen, und er schaut verwirrt. Lux drückt zu oft und zu fest auf den Knopf für ihr Stockwerk, der Aufzug ist zu langsam, der Flur zu lang, die Karte klickt zu spät am Sensor, und dann stößt sie die Tür mit beiden Händen auf, lässt die Schuhe fallen.

»Kat!«

Die Hälfte des Chaos ist weg. Der Koffer. Lux rennt ins Bad, haut auf den Lichtschalter, sieht nur Silberstreifen. Dann wieder zurück ins Zimmer, sie reißt die Schränke auf, aber nur Kinder würden sich darin verstecken, zurück ins Bad, die Handtücher liegen in der Badewanne und der Plastikbeutel mit ihren Kosmetika neben dem Waschbecken. Als Lux nach ihm greift und ihn im Waschbecken entleert, vergeblich zwischen den Plastikgegenständen herumwühlt, weiß sie schon, dass Kat nichts übrig gelassen hat. Unter ihrem Fuß knistert einer der entleerten Tablettenstreifen, sticht ihr in die Sohle. Verbogen und eingedrückt liegen sie im Waschbecken, auf dem Boden neben der Toilette, alle leer, alle. Nutzloser Aluminiummüll. Einer treibt in der Keramikschüssel auf dem sauberen, blau gefärbten Toilettenwasser, aber die Chemie ist längst unter der Stadt, bei den Ratten.

Es tönt in Lux' Hosentasche. Zittrig wischt sie zweimal den falschen Code, beim dritten Mal entsperrt sich der Bildschirm. Ein Foto von der Autobahn, durch die Windschutzscheibe geschossen, Asphalt, der in geringer Reichweite von den Scheinwerfern angeleuchtet wird. Die auf 110 Meilen pro Stunde hochgefahrene Tachonadel ist auch noch drauf, einer ihrer Witze. Darunter ein geteilter Live-Standort.

Lux muss sich auf den Rand der Badewanne setzen. Ihr Herzschlag dröhnt in den Ohren, die Muskeln in den Beinen brennen. Sie hält einen der leeren Streifen in der kraftlosen Hand und will den Satz nicht denken, schiebt die sich formenden Worte weg. Die Hitze ballt sich im Nacken. Sie lässt sich in die Badewanne rutschen, zusammen mit den dreckigen Handtüchern.

Eine Nachricht von Igor. Auf seinem Profilbild ist ein Ausschnitt einer Zeichnung, einer seiner Passagiere aus der Metro. »Was willst du mit dieser Gestörten, komm zurück.« Charles hat auch etwas geschickt. »Kannst du mir mal bit…«, den Rest liest Lux nicht. Sie sieht eine Weile lang zu, wie sich Kats Standort nach Westen verschiebt, auf einer der Highway-Adern. Die Lüftung im Bad springt an.

Lux schüttelt den Kopf.

Hattest doch nicht wirklich gedacht, dass sie bei dir bleibt, wenn das Geld weg ist, oder?

Sie starrt vor sich hin. Lässt das Telefon sinken.

Das Bad rückt weg.

Du bist ihr egal.

Lux' Körper in der Badewanne regt sich nicht, nur ihr Blick wandert langsam über die Wände, als würde er von alleine wieder nach einer Notrufschnur suchen, nach der Notbremse, die man einfach so ziehen kann, wann immer man ins Rutschen gerät, wann immer man jemanden braucht, einen Freund, eine Geliebte, das Pflegepersonal, der Blick bleibt in den Fugen hängen, gleitet sie entlang, mechanisch, ihr Körper teilnahmslos. Irgendwann geben die Augen Ruhe, hören auf, stocken. Haken sich an einer Stelle fest.

13

Lux klatscht sich das Wasser aus dem Hahn ins Gesicht. Es läuft ihr über die Lippen, wird salzig, die Sonne brennt auf den Hinterkopf. Sie hält auch die Haare unter den schwachen Strahl, der aus der Außenwand der Tankstelle kommt, dort, wo sie normalerweise Gummischläuche anschließen, um den Parkplatz sauber zu spritzen. Das Wasser löscht die Hitze auf der Kopfhaut sofort. Die Finger zu groben Kämmen geformt, streicht sie sich die Haare nach hinten.

Sie beobachtet die Aussteigenden. Man sieht schon aus der Entfernung, ob jemand bereit ist, einen mitzunehmen, die Mimik und Gesten sind überall gleich auf der Welt. Ein kurzer, registrierender Blick, dass da jemand was von einem will, noch einer, um sich zu vergewissern, und dann sind sie alle so brennend interessiert an Tankdeckeln und Zapfpistolen.

Es kommen zwei Wagen auf die Tanksäulen zugefahren, und Lux schnallt sich die neue Bauchtasche um, quer über die Schulter – es ist das Einzige, was sie behalten hat, alles andere Neue hat sie im Hotel gelassen, vielleicht aus Protest, jedenfalls hat der Anblick von dem ganzen Zeug sie überfordert, am meisten die High Heels, die sie am Ende noch in den Mülleimer im Bad stopfte, zusammen mit der kleinen Figur von Igor, die sie plötzlich auch ärgerte.

Sie versucht es bei einem Familienvan, in der Hoffnung, dass Eltern mehr Platz und Mitleid haben als andere Menschen, lächelt breit, aber auch das hilft nicht. Das Kind auf dem Rücksitz glotzt sie mit offenem Mund an und stößt seine klebrigen Finger gegen die Seitenfenster.

Sie geht zurück zu ihrem Rucksack auf der Bank, und noch bevor sie sich setzt, zappt es. Als wollte ihr Gehirn ihr sagen, dass all diese Anstrengung zwecklos ist, dass sie Kat nicht einholen wird und besser hierbleibt, es macht ihr einen Strich durch die Rechnung. Sie fängt das Stolpern ab, setzt sich mit weich gewordenen Knien. Eine Autotür schlägt in der Nähe zu, ein Motor wird angelassen, aber in ihrem Kopf sind das keine bloßen Geräusche, sondern es fühlt sich an wie eine Erschütterung von Metall, ein Blitz, der in den entzündeten Kern einschlägt und nachschwingt, wie eine Stimmgabel bis in ihre Hände zittert. Es dauert ein paar Sekunden. Danach bleibt ein schwaches Gefühl in den Knochen stecken, wie nach einem Schock. Das Internet sagt, dass das eine Woche so gehen kann.

Immerhin bist du jetzt auf eine ganz andere Art damit beschäftigt, dich zusammenzureißen, denkt sie, und es wundert sie fast, dass die Glocke nicht, bis jetzt, nichts.

Sie löst die zusammengepressten Lider voneinander, blinzelt hinüber zu den Truckerparkplätzen, wo die riesigen Frachtschiffe ruhig in der Sonne stehen. Ein Fahrer schält sich gerade aus seiner Behausung, und sie verfolgt seine Bewegungen, um das Verschwommene wieder aus dem Blick zu kriegen. Einen Punkt in der Ferne fixieren hilft.

Mit angewinkelten Ellbogen hievt er sich Stufe um Stufe die kleine Treppe runter. Unten angekommen streckt er die Arme, stemmt sie in die Hüften, kratzt sich im Hohlkreuz. Sein Bauch, der das verwaschene T-Shirt aufspannt, zeigt erst unentschlossen in verschiedene Himmelsrichtungen, aber als er in direkter Linie an ihr hängen bleibt, sieht sie zu spät weg.

Sie hält den Blick gesenkt, konsequent. Das Schlurfen seiner Schlappen kommt näher. Eine Frau in kurzen Hosen, mehr braucht es nicht, und die nachlässigen Schritte drängen sich an ihr Ohr, in ihr Sichtfeld. Die dicken Zehen sind schwarz vom Straßendreck, zu lang für die Schlappen, so hält er sich wohl die Klauen scharf, schleift seine Nägel am Tankstellenasphalt.

»Das ist mein Truck«, sagt er, als sie nichts sagt.

»Glückwunsch.«

Und er: »Steig einfach ein, ich komm gleich.«

Er verschwindet im Kiosk, die Sicht ist wieder frei. Lux bläst den Rauch ihrer Zigarette in die heiße Benzinluft, schließt die Augen und lässt den Schweiß an ihren Schläfen herunterlaufen, er sammelt sich träge von Härchen zu Härchen, bis der Tropfen groß genug ist und ihre Wange heruntergleitet.

Immerhin ist er der Einzige, der versucht, dir zu helfen.

Sie nimmt einen tiefen Zug von der Zigarette und schnippt sie weg. Mit dem Schnippen fährt Leon in ihre Hand. Es schüttelt sie, er schüttelt dich, wie oft bist du damals mit ihm in diese Lkw gestiegen, auf euren Trips, aber allein, nie. *Sei nicht so verdammt passiv.*

Lux blinzelt in Richtung des Trucks. Die Zigarette vor ihr ist noch nicht ausgegangen, ein blaues Band zieht sich in die Höhe.

Gleich wirft er seinen Motor an, bläst dir Abgase ins Gesicht und hat dich schon vor der Auffahrt vergessen, während du hier weiter auf der Bank sitzt, eine Stunde nach der anderen, auf nette Leute wartest, die nicht kommen, und in der Sonne schmilzt und dich in einen feuchten Fleck auf dem Asphalt verwandelst, in eine dunkle Stelle auf einem Tankstellenboden, von der man nicht weiß, ob es Wasser, Öl oder Pisse ist.

Der nächste Zap ist stärker. Sie beugt sich nach vorn und vergräbt den Kopf zwischen den Knien. Verschränkt die Finger im Nacken, zählt. Bei fünfzehn hört die Stimmgabel langsam auf zu zittern, sie muss daran denken, dass das nur vorübergehend ist, genau wie alles andere, wie diese Sackgasse, dieses Vakuum, das Kat neben ihr zurückgelassen hat, diese leuchtende Leere, und wie ist das eigentlich, existierst du immer bloß als Anhängsel von jemandem, der stärker leuchtet?

24 Stunden bis eine Woche nach plötzlichem Absetzen, so stand es da, *Gleichgewichtsstörungen*, *Muskelkrämpfe*, ist erträglich, *verstärkte Suizidgedanken*, weniger, aber alles vorübergehend, *der Versuch des menschlichen Gehirns, erneut ein neurochemisches Gleichgewicht herzustellen*, wie passend, dass einem dabei schwindelig wird. Lux ruft den Chat mit Kat auf, konzentriert sich eine Weile auf den Punkt, aber er scheint sich tatsächlich gerade nicht zu bewegen. Sie hat sofort das Gefühl, losrennen zu müssen. Sie hinterrücks einzuholen.

Der Fahrer ist noch nicht zurück. Es ist immer das Gleiche, denkt sie, totstellen hat noch niemanden gerettet. Ihr Kopf schüttelt sich von selbst, kriegt nicht genug davon, zu widersprechen, schüttelt das Wasser und den Schweiß aus ihrem Haar. Dann macht sie die Zigarette, die immer noch vor sich hin qualmt, aus, mit ein paar unnötig festen Tritten, schultert ihren Rucksack und nähert sich dem Truck.

Als sie die Liege hinter den Sitzen der Lkw-Fahrer damals zum ersten Mal sah, kam ihr das fast vor wie ein Wunder – eine schicksalhafte Konstruktion, so müde und schlapp war sie vom stundenlangen Warten an diesem vierspurigen Kreisel kurz vor Barcelona. Gefahren werden und gleichzeitig liegen zu können, sie wollte in diesem Moment nichts mehr, und Leon ließ sie zuerst schlafen, auch wenn er sich davor noch aufgeregt hatte, dass sie ihren Daumen viel zu oft sinken ließ, nur weil sie bei ein paar Autos schon das Gefühl hatte, dass es sich nicht lohnte. Und es lohnte sich tatsächlich nicht, es hielten nicht mehr an, nur weil man dazwischen den Arm nicht sinken ließ, davon war sie fest überzeugt, als müsste sich der Autofahrer erst vom Fleiß und der Ausdauer des

Trampers überzeugen, aber sie wollte auch keinen Streit anfangen, dort in der staubigen Hitze, und noch während er herumnörgelte, hielt der Truck neben ihnen. Sie fühlte sich wie ein Kind dort hinten, auf Brusthöhe der anderen eingerollt, während vorne leise das Radio lief und Leon und der Fahrer sich gedämpft unterhielten. Ihr Schlaf war völlig schwarz und traumlos, der sicherste Ort der Welt.

Jetzt ist das anders. Sie hat ihren Rucksack zwischen sich und die Kopfstützen geklemmt, falls der Fahrer auf die Idee kommen sollte, sie anzufassen, aber sie kann trotzdem nicht schlafen, späht durch die Scheiben nach draußen. Iowa zieht vorbei, satte weiße Popcorn-Wolken, Popcorn-Mais, Mais und noch mehr Mais und Kühe, der Truck und die Straße, vielleicht romantisch, aber für Lux ist das alles nichts als Landmasse, die sie schnell überwinden will. Der Fahrer kratzt sich im Takt der Chartsongs am Bauch und lässt seine Zigaretten zischend in einen mit Wasser gefüllten Pappbecher fallen. Sie spürt seinen Blick, als sie nach vorne auf den Beifahrersitz klettert, und dann denkt sie dieses Wort: *chica*.

Der Fahrer in Spanien hatte keinen Container, fuhr nur das Skelett des Lkw, und erst nachdem sie aus ihrem Komaschlaf aufgewacht war, nach zwei oder drei Stunden, sah sie, dass er eine Dose Whiskey-Cola im Getränkehalter geparkt hatte. Sie lag immer noch hinten, überhaupt saß sie immer hinten, es stellte sich nie die Frage, ob sie oder Leon vorne, es fühlte sich ganz natürlich an, und eigentlich war sie jedes Mal froh, Leon den Beifahrersitz zu überlassen, mit den von der Hitze weichen Knochen und der Schweißkruste auf der verbrannten Haut. Sie wollte gar nicht reden, und er konnte ja Spanisch. Aber so viel verstand sie doch, dass der Fahrer irgendwann nach ihr fragte, »la chica«, sagte der, sie hatte die ganze Fahrt über keinen Namen. Leon sah kurz zu ihr nach hinten, aber nicht wirklich, weil er zu sehr damit beschäftigt war, in diesen Typen einzutauchen, weil er so hungrig war nach

Leuten, die ihm unähnlich waren, weil er jedes Mal zu einer anderen Person wurde, je nachdem, mit wem er sprach. Er sagte etwas, und der andere fing an zu lachen. Höhnisch klang das, füllte das ganze Führerhaus aus und stach ihr fest in die Ohren. Leon saß gerade auf dem Beifahrersitz, den Blick durch die Windschutzscheibe, aber an der Art, wie sich seine Wange aufwarf, wie das Gesicht von der Seite, das bisschen, das sie davon sehen konnte, eine andere Kontur bekam, sah sie, dass er grinste.

Sie entsperrt ihr Telefon und sieht sich das Video an, das Kat von dem mitgenommenen Tramper geschickt hat. Er fährt, sieht jung aus, zerzauste blonde Haare und Lust auf Straße im Blick, einer, der *On the Road* ein paarmal zu oft gelesen hat. Kats Lachen klingt betrunken. »Nur mit Leuten trampen, die du auch ficken würdest«, das war ihr Tipp zwischen den höhnischen Ortsschildern, die sie immer wieder fotografiert.

Lux steckt das Telefon weg. Die Stille wird unangenehm trotz des Radios.

»Was transportierst du?«, fragt sie, und er lässt sich Zeit mit der Antwort, als wäre es eine schwierige Frage.

»Mehl.«

Immer wieder schielt Lux auf die Geschwindigkeitsanzeige, er fährt konstante 65 Meilen pro Stunde. Sie rechnet, checkt Routen, schießt ein Foto von der Aussicht durch die Windschutzscheibe, weiß nicht, wieso, überlegt, wie es wäre, wenn sie es Leon schicken könnte, die Nummer immer noch im Telefonbuch, eine Nummernleiche, auf der nichts ankommt, wie es wäre, ihm zu schreiben, dass sie allein unterwegs ist, grinsen würde er, sich an eure Reisen erinnern. Stattdessen schickt sie das Bild an Kat, als Antwort auf diese ganzen Ortsnamen, Omaha, Lincoln, Grand Island, während sie noch in diesem namenlosen Nichts aus Feldern steckt.

Lux sieht zu ihm hinüber, registriert das zitternde Bauchfett, die hängenden Backen, die kleinen, im Fleisch versteckten Äuglein. Es ist immer das Gleiche. Dann schiebt sie sich auf dem Sitz nach vorne und legt die nackten Beine hoch, ihre Zehen berühren die Windschutzscheibe. Fast kann sie seine Wangen schlackern hören von den Seitenblicken.

»Kannst du ein bisschen schneller fahren?«, fragt sie und lächelt, ein gestörtes Lächeln, denkt sie, dumm wie Brot. Streicht sich zusätzlich noch eine Strähne hinters Ohr, weil man immer mit den Haaren rumspielen muss.

Er zögert ein paar Sekunden. Dann schüttelt er den Kopf.

»Entspann dich, Mädchen.«

Sie lässt die Hand langsam wieder sinken, weiß nicht, wo sie sie hinlegen soll, sie hängt nach dieser heuchlerischen Geste wie ein Fremdkörper an ihr, als müsste sie einen neuen Platz dafür finden. Sie scannt den Wagen, den Dreck auf der Windschutzscheibe, die kalkigen Spuren von getrocknetem Wasser, die um sie herumwirbelnden Staubkörner, die in der Sonne aufleuchten. Sie checkt noch mal ihr Telefon, die Haken unter ihrem Foto haben sich verfärbt, Kat hat es gesehen, aber nicht geantwortet. Lux fängt an zu tippen, löscht es wieder, weiß nicht, wohin mit den Händen, sie rammt das Telefon in ihre Hosentasche und greift nach seinen Zigaretten, die auf der Ablage zwischen ihnen liegen.

Als sie die ungerauchte Hälfte ihrer Zigarette in den provisorischen Aschenbecher fallen lässt und es zischt, streift sie seinen pelzigen Unterarm wie zufällig, eine vorübergehende motorische Störung. Er räuspert sich.

»Wie alt bist du?«

Die Frage brennt im Brustkorb.

»Alt genug. Wie lange brauchen wir nach Denver?«

Denver ist die nächste Großstadt, und Lux kann sich nicht vorstellen, dass Kat dort keine Pause macht, dass sie sich dort nicht auf irgendeine Art amüsiert. Er lässt sich Zeit mit der Antwort. Raucht, hustet. Es rasselt.

»Fahr heut nicht nach Denver. Grand Island, Nebraska, ist Schluss.«

Lux versucht, sich nichts anmerken zu lassen. Kat ist schon längst an Grand Island vorbei. Sie starrt auf das silberne Kreuz, das an einer bunten Perlenkette am Rückspiegel baumelt. Ein paar ausgeblichene Fotos sind schief auf die Ablage geklebt, er mit einem Freund, er mit einer Frau, es sieht familiär aus.

»Ist das deine Freundin?«

Er schnaubt, verteilt dabei ein wenig Spucke und Zigarettenasche in der Luft.

»Um Himmels willen. Meine Frau.«

Lux versucht, das Foto geradezurücken, aber es dreht sich wieder in seine Ausgangsposition, sobald sie die Hand wegnimmt.

»Du siehst sie sicher selten.«

»Zum Glück.« Er lacht auf.

»Aber ist das nicht – einsam?«

Lux macht dasselbe mit dem Unterarm wie vorhin, diesmal ohne Zigarette. Sie streicht ein wenig länger über das Fell, gibt sich Mühe. Er schnaubt.

Sie legt ihm die Hand auf den Oberschenkel. Die Jogginghose ist warm und rau, es haben sich harte Fusseln auf der Oberfläche gebildet vom vielen Waschen. Sein Fleisch darunter ist weich, Fett ohne Muskeln, das um die Knochen quillt. Und bevor sie die Hand wieder wegnehmen kann, bevor sie das Ganze vielleicht irgendwie noch ein wenig uneindeutig lassen, einen Rückzieher machen kann, zappt es, blitzt, zittert, krampft, und es pflanzt sich in ihren Arm fort, ihre Hand krallt sich in dieses weiche Fleisch.

»Wie viel?«

Lux hört die Frage nur undeutlich. Es muss so aussehen, als überlege sie, aber sie wartet nur darauf, dass sich das Klingen in den Ohren verzieht. Ihr Denken ist lahmgelegt, ein paar Sekunden sitzt sie so da, ihre Hand immer noch fatal platziert. Die Außenwelt schält sich nur langsam wieder aus dem Zittern. Sie blinzelt.

Du musst weiter, *chica*. Du weißt, was zu tun ist.

Die Stimmgabel löst sich in ein elektrisches Summen auf, wird leiser, verschwindet. Sie kann die Straße wieder hören, auch, wie er den Zigarettenrauch ausbläst, das Knacken und Ruckeln der Karosserie. Alles ist wie vorher. Die Straße, der Mais, das baumelnde Kreuz. Sie kann die Fusseln auf der Jogginghose wieder fühlen.

»Kostet gar nichts, wenn du mich heute noch nach Denver fährst.«

Irgendwann laufen am Himmel die Farben aus und im Gegenlicht wird alles zweidimensional. Rinder, die sich in Scherenschnitte verwandeln, eine lodernde Westsonne dahinter. Als die massive, im eigenen Kot stehende Herde in Sicht kommt, wird der Gestank von Kuhscheiße so heftig, dass Lux den T-Shirt-Kragen über die Nase zieht. Er kennt den Abschnitt der Strecke wohl schon, reagiert gar nicht darauf.

Es macht sie so müde, die beiden Punkte auf der Karte zu verfolgen, Kats und ihren eigenen. Beide gleich schnell, sich verschiebende Parallelen, die sich nie kreuzen werden, und sie verliert die Hoffnung darauf, heute noch in Denver anzukommen, gleichzeitig wächst die Angst davor, ihr Versprechen einhalten zu müssen. Die Telefonate drückt sie alle weg, irgendwann kommt ihr der Gedanke, ob es nicht schlau wäre, wenigstens Charles zu sagen, wo sie ist, sie versucht jetzt schon länger anzurufen, und Lux nimmt sich immer vor, in einem ruhigen Moment ranzugehen. Oder vielleicht sollte sie es zumindest Kat sagen, auch ihren Standort teilen, falls sie doch vergewaltigt und umgebracht wird, aber Kat wäre das egal, außerdem will Lux sie überfallen, sie überraschen, sie einmal unvorbereitet sehen, und Charles kann aus der Ferne sowieso nichts machen. Also lässt sie es bleiben, ist ohne Grund ein wenig stolz auf diese Dummheit und dämmert weg.

Als sie das nächste Mal aufschreckt, ist es längst dunkel. Der Blinker klackt laut, und sie sieht, wie die weißen Linien schräg unter dem Fahrzeug verschwinden. Ihr Magen knurrt laut, sie weiß nicht, wie spät es ist.

Anscheinend bist du doch eingeschlafen.

»Warum halten wir an?«

Ihre Stimme klingt brüchig. Sie versucht festzustellen, wo sie sind, aber die Tankstelle sieht aus wie jede andere, die Neonröhren strahlen in die dichte Dunkelheit, und Lux kann keine Ortsschilder entdecken. Sie kramt ihr Telefon aus der Tasche. Es ist fast Mitternacht. »Bist du noch da?«, steht da im Chat mit Igor, Lux wischt die Nachricht weg, Kat hat immer noch nichts geschrieben, aber unter ihrem Namen steht, dass sie vor fünf Minuten online war.

»Wo sind wir?«

Er biegt auf den Parkplatz, hält mit einem Rucken an, und es wirft ihren Oberkörper nach vorne. Ihr Standort ist direkt neben Denver, aber es sind sicher noch ein paar Kilometer bis nach Downtown. Er dreht den Schlüssel, und der Motor geht aus.

»Wir sind da, Mädchen. Feierabend.«

Lux rauscht das Blut in den Ohren. Sie schüttelt den Kopf.

»Das sieht nicht aus wie Denver.«

Er lacht, Hohn in der ausgestoßenen, schlechten Luft.

»Ich fahr sicher nicht von der 70 runter. Für die drei Meilen musste dir n andren Idioten suchen. Jetzt is Feierabend.«

Seine Hand löst sich vom Lenkrad. Dicke, raue, gerötete Finger, ein Haarwald auf dem Handrücken. Eine Hand wie ein Fleischklumpen, mit Nikotinflecken, ein Handsack, der vor Blut bersten will, der sich ihrem Oberarm nähert, die Stummel nach ihr ausstreckt, gelbliche, hornige Fingernägel. Ohne jede motorische Störung reißt Lux am Griff der Tür, rammt die Schulter dagegen und ist schon auf den Metallstufen. Seine Hand bleibt in der Luft hängen. Die Bauchtasche, denkt sie, dein Pass, dein Portemonnaie, der Rucksack, und ihr Blick schnellt zu der Liege hinter den Sitzen.

»Kondome.« Mehr bringt sie nicht heraus.

»Nicht nötig, Mädchen. Ich weiß, was ich tu.« Er lehnt sich nach vorn, tätschelt den Beifahrersitz, sie lehnt sich so weit wie möglich an der Haltestange zurück.

»Du willst dich doch nicht anstecken«, sagt sie. »Komm. Gib mir meine Tasche.«

Er zieht die Augenbrauen hoch.

Dann angelt er ächzend nach der Tasche, hält sie hoch, lässt sie an seinem Arm baumeln. Er lässt sie einmal, zweimal danach schnappen – dann wirft er sie wieder nach hinten.

»Hältst mich für dumm.«

Ruhig schiebt er seinen Bauch zur Seite. Wühlt darunter an sich herum, zieht ein Bündel Geldscheine hervor und schält einen ab. Zehn Dollar.

Lux schweigt. Sie reißt ihm den Schein aus der Hand und ist mit einem Sprung auf der Straße, ihre steifen Fußgelenke knacken nach dem Schlaf, das Neonlicht der Tankstelle sticht in den Augen, die Luft erleichternd kühl. »Ey!«, brüllt er ihr hinterher, »Kaffee mit Zucker!«, und Lux dreht sich nicht um.

Im Kiosk muss sie sofort niesen von der künstlichen Kälte, die an ihre Haut stößt. Jemand dreht sich zu ihr um, blinzelt, die Kassiererin verlangt Geld. Die Regale sind unter Augenhöhe, und Lux bewegt sich zwischen ihnen, als würde sie nichts Besonderes suchen, sieht immer wieder zur Kasse. Sie schiebt die Hände in die Hosentaschen, und in jeder knistert jetzt ein Zehner, in der rechten ein Stück Kat, dieser perfide nutzlose Geldschein, sie knüllt ihn zusammen, dass sich die Fingernägel in die Handfläche graben.

An der Stirnseite eines Regals hängen Kondome. Lux geht daran vorbei, streift die Snacks mit dem Blick und bleibt in der Ecke mit den Zeitschriften und Werkzeugen stehen. Sie muss sich auf jeden Schritt konzentrieren, um nicht aus dem Laden zu rennen.

Aber wohin solltest du denn jetzt rennen?

Da sind Frostschutzmittel, Motoröl, Wagenheber, Campinggas, nur keine Idee. Etwas Effektives und Angemessenes, denkt sie, sie braucht etwas Angemessenes, und der Wasserstand ihrer Angst steigt. Ihr Blick bleibt an einer Handsäge kleben, rutscht die Zahnreihe rauf und runter. Die Kassiererin kann sie von hier aus schlecht sehen, es stehen immer noch zwei Leute an der Kasse, mit Bewegungen wie Schlafwandler. Sie greift nach dem billigen Taschenmesser in der Plastikverpackung, 12,99, zu teuer, und dreht es um, als wollte sie die Produktbeschreibung lesen. Es zittert in ihrer Hand. Ist es ein Privileg oder ein Handicap, wenn man erst einmal geklaut hat, ist es ein Privileg oder ein Handicap, wenn man seinen Körper nicht verkauft, es schüttelt sie beim Gedanken an das teigige Fett, sie würde mit der kleinen Klinge wahrscheinlich nicht mal bis zu seinen Organen durchdringen, sie stellt sich den weichen Bauch vor, wie er an ihren Flanken herunterlappt, stellt sich die klebrige Zunge an der Haut ihres Nackens, auf ihrem Gesicht vor, aber wenn sie es sich als Challenge vorstellt, *Idioten ficken ist nicht schlimm*, so was hatte sie doch gesagt, und es schüttelt Lux, es schüttelt sie.

Sie versucht, die Plastikverpackung ein Stück aufzureißen. Es knackt, als sich ein paar Punkte der Schweißnaht lösen, kleine Explosionen, und Lux' Schultern fallen reflexhaft nach vorne. Ohne sich umzudrehen, fummelt sie das Messer schnell wieder an den Haken. Bleibt weiter regungslos vor dem Regal stehen, bis eine Nachricht auf ihrem Telefon sie zusammenzucken lässt. Sie holt es aus der Hosentasche und schaltet den Ton mit einem gezielten Wischen aus, sieht nur, dass Kat wieder ein Foto geschickt hat.

Du musst ihren Standort checken.

»Kann ich Ihnen helfen, Miss?«

Die Kassiererin steht mit einem Karton Twinkies vor ihr und schenkt ihr ein müdes Servicelächeln. Lux sieht sich um, sie ist als einzige Kundin übrig geblieben. Sie schüttelt den Kopf, murmelt: »Nein, danke«, geht in einen der anderen Gänge. Die Kassiererin schlitzt den Karton auf und räumt die Twinkies ins Regal. Lux atmet zu schnell, ihr wird schwindlig. Sie versucht, seinen Lkw durch die Glastür zu erkennen, sieht aber nur eine Spiegelung des Ladeninneren.

Die Tür öffnet sich. Ein anderer Trucker, zumindest sieht er so aus. Er geht sofort zur Kasse. Lux heftet den Blick auf die Kassiererin und sieht, wie sich eine Kaskade automatisierter Bewegungen abspielt: eine Wendung des Kopfes, ohne den Blick von der Arbeit zu nehmen, ein »Ich komme!«, die Beschleunigung der Handgriffe, zwei Twinkies noch, und das Verschieben des Kartons mit dem Fuß, damit niemand darüber stolpert. Dann wischt sie sich die Hände an der Jeans ab, vielleicht eine Geste aus einem anderen Job, denn sie ist hier völlig überflüssig, und geht zur Kasse.

Lux ist sofort bei dem Karton, greift zittrig hinein, es knistert nur ein wenig, und der Cutter liegt in ihrer Hand. Ein ewiges Zögern, dann stößt sie die andere Hand hinein und greift sich einen Twinkie. Schiebt den Cutter in die hintere Hosentasche, richtet sich auf, die Kassiererin greift gerade nach einem Päckchen Zigaretten, mit dem Rücken zum Laden, und die Türen gleiten auf, Lux über die Schwelle, abbiegen, beschleunigen, rennen, ins Dunkel ducken, ein Automat ohne Routine, Bewegungen, in die sie noch hineinwachsen muss.

Als sie sich dem Lkw nähert, mit dem in die Backen gestopften Twinkie, ist die Kabine dunkel. Er hat ihn sicher abgeschlossen. Lux, den Cutter in der Hand, geht langsam um den Container herum, schluckt den Rest des süßen Gebäcks hastig runter, da hört sie sein grunzendes Lachen. Im Dunkel kann sie seine Gestalt nur undeutlich ausmachen, neben ihm steht jemand anders. Sie steigt die kleine Leiter hoch, rüttelt am Griff, aber er hat wirklich abgeschlossen, von außen kann Lux die Konturen ihres Rucksacks erkennen. Ihr Atem geht schnell gegen die Scheibe.

Schritte. Er ruft irgendwas, das Schlurfen wird lauter. So leise wie möglich steigt Lux die Stufen wieder hinunter, duckt sich, sie kann seine Schlappen auf der anderen Seite sehen, die Sohlen, die von seinem Gewicht schief und platt gedrückt sind.

Der Schließmechanismus fährt klackend durch das Fahrzeug, es wackelt, als er hochsteigt, ein Seufzen, und dann fällt die Fahrertür zu.

Lux kauert neben dem Lkw. Das dumpfe Pochen ihres Blutes in der Kehle, die gestaute Hitze unter der Haut, der Cutter in der Hand. Sie schiebt ihn zitternd auf, dann wieder zu.

Du musst ihn rauslocken.

Sie schleicht gebückt bis ans Ende des Fahrzeugs, zum hintersten Reifen. Fährt die Klinge des Cutters heraus und sticht zu.

Es klirrt, zwei Stücke der teilbaren Klinge sind abgebrochen und auf den Asphalt gefallen, der Reifen unversehrt. Lux flucht. Diesmal fährt sie nur ein kleines Stück heraus und sticht, aber das Gummi ist so fest, dass es dem Reifen nichts ausmacht. Sie versucht es an anderen Stellen, näher an der Felge, an der Fahrfläche, aber wieder bricht die Klinge ab. Sie schmeißt das nutzlose Plastikding weg, es rutscht über den Boden, laut und kratzig, dann ist es still, und sie horcht. Aber in der Fahrerkabine regt sich nichts, sie sieht nur schwaches Licht daraus hervorstrahlen.

Ein Geräusch. Ein Tier. Ein Nager an seinem Truck.

Sie holt den Cutter zurück und tastet an der Unterseite des Lkw entlang. Kriecht auf ihren Knien nach vorne, wo die Fahrerkabine mit dem Container verbunden ist. Ihre Finger werden ölig. Sie langt so weit wie möglich unter das Fahrzeug, tastet blind. Rutscht unter den Lkw, tastet weiter, warmes Metall, scharfkantig, schmutzig, aber da kriegt sie zu fassen, wonach die Hände suchen.

Kabel, dick gebündelt, ein ganzer Strang. Sie weiß nicht genau, wofür diese Kabel sind und zögert eine Sekunde bei der Vorstellung, hier unten elektrisch gebraten zu werden, da zappt es sowieso, der Stromschlag kommt von ganz alleine, von innen, und sie bleibt liegen, zählt bis fünf, mehr Zeit gibt sie sich nicht, wartet diesmal nicht, bis es vorbei ist, greift sich die Kabel, sägt daran herum mit der Wut, die seit Stunden in ihr pocht, schlitzt die Isolierungen auf, schneidet, sticht, bis auch das letzte Stück der Klinge abgebrochen ist, die Kabel sind viel zu dick für den kleinen Cutter.

Sie keucht. Wartet. Dann schlägt sie mit dem Plastik gegen ein Stück Metall, so fest sie kann.

Klock, klock, klock.

Schlägt mit der flachen Hand gegen die Unterseite, kratzt mit dem Plastikcutter am Metall herum, schlägt lauter, öfter, ein blindes Tier ohne Verstand, als sie plötzlich spürt, wie sein Gewicht beim Heruntersteigen die Karosserie absacken lässt, der Unterboden wackelt.

Und jetzt renn.

Lux rutscht unter dem Lkw heraus, rollt sich hervor, stößt sich vom Boden ab, klettert die Treppe auf der Beifahrerseite hoch, ist am Türgriff, klammert sich daran fest, klammert sich an das Fahrzeug. Er brabbelt irgendwas, sie hört ihn seufzen, vom Herunterbeugen, der dicke Bauch immer im Weg, hört ihn irgendwas zischen.

Es klackt laut, als sie die Tür auf der Beifahrerseite öffnet, und dieses Klacken lässt ihren Magen absacken.

Sie stößt die schwere Tür auf, krabbelt auf den Sitz und reißt nur ihre Bauchtasche an sich, fällt fast wieder aus dem Wagen, verfehlt die letzte Stufe, stolpert, und ihr Knie knackt auf dem Asphalt, diesmal fährt der Blitz durch ihr Bein. Er ruft etwas, grunzt, seine Schlappen schlurfen eilig, Lux rappelt sich hoch und rennt, so schnell sie kann, in die Dunkelheit hinter der Tankstelle, da, wo nichts ist, wo man überhaupt nichts erkennen kann. Sie sieht nicht nach hinten, aber kann ihn keuchen hören, fluchen, er brüllt in einer Sprache, die sie nicht versteht, und Lux humpelt und rennt, *chica*, denkt sie, du bist ein Stück weiter.

Sie rennt, bis nichts mehr zu hören ist, keine Lkw-Fahrer, keine Autotüren, keine Schlappen, nicht mal das Sirren der Neonröhren, nichts außer dem dunklen Windrascheln der Pflanzen und ihre eigene pumpende Lunge.

Denver

14

Eine Zahnbürste, Zahnpasta und eine Flasche Wasser.

Sieht mager aus.

Lux stützt sich mit den Unterarmen auf die Haltestange des Einkaufswagens, um ihr Knie nicht zu sehr zu belasten. Rollt so durch die Gänge. Sie ist in der Nacht die restlichen Meilen nach Downtown gelaufen, das Knie ist immer dicker und sie immer langsamer geworden. Jetzt kann sie nicht mehr richtig auftreten. Sie schiebt sich mit dem einen Bein vorwärts, sieht aus wie ein Kind, das keine Lust hat zu laufen. Rollt so vorbei am Obst, am Gemüse, an den Cerealien, zur Abteilung mit dem in Plastik verpackten Brot und bremst scharf vor dem Regal, ihre Turnschuhsohle quietscht auf dem Supermarktboden.

Das billigste sieht aus wie ein großer, blasser, in Scheiben geschnittener Haushaltsschwamm, der einem in Sekunden die Spucke wegtrocknet. Sie greift danach und wirft es in den Wagen. 8,47 für alles, sie hat mitgerechnet, ihr bleiben nicht mal zwei Dollar. Zum Klauen fehlt ihr die Energie. Immer wieder fühlt sie in ihrer Hosentasche, ob der andere Zehner, den sie nicht ausgeben darf, noch da ist, ertastet ihn und zieht die Hand gereizt wieder zurück, als könnte sie sich an ihm verbrennen.

Sie rollt langsam zur Kasse, und als sie so am Band steht und sieht, wie die anderen Kunden geschäftig Berge an Lebensmitteln aus den Wagen aufs Band befördern, stellt sie sich vor, wie sich das alles zu einem braunen Fluss vermischt. Joghurt mit Softdrinks, rohes Fleisch mit Chips und trockenen Nudeln, Maismehl, Schokolade, Käse, Bier, und wie die Servicekräfte an den Enden der Bänder die dünnen Plastiktüten nur noch aufhalten, damit der Schlamm hineinläuft, und wie sie diese Tüten dann sorgfältig verknotet, aber tropfend an die Kunden weiterreichen, alles vollgesudelt, aber mit einem breiten, weißen Lächeln, *have a nice day*.

Lux steuert auf die Toiletten des Supermarkts zu, schließt sich in einer der Kabinen mit ihren Sachen ein, stellt die Einkaufstüte auf dem Boden ab. Sie hängt ihre Bauchtasche an den Türgriff und setzt sich auf den zugeklappten Toilettensitz. Während sie wartet, bis die Frau neben ihr fertig ist, starrt sie die baumelnde Tasche an, als wollte sie hypnotisiert werden. Das Wichtigste ist noch da, denkt sie, während der Urinstrahl der Frau immer schwächer wird, Pass, Zigaretten, Telefon und das Portemonnaie, wenn auch ohne Geld.

Nur dass der Rucksack weg ist, der Rucksack, den du mit Leon durch halb Europa geschleppt hast.

Die Frau ist weg. Lux schließt die Tür auf und wäscht sich hastig an einem der Becken. Sie verteilt Seife auf den Händen, schrubbt die Achseln, die vom Schweiß klebrigen Arme, den Nacken, das Gesicht. Die Tür geht wieder auf, jemand kommt herein, aber sie versenkt den Blick tief im Becken, schaufelt sich kaltes Wasser über die Haut, sodass ihr T-Shirt große Flecken bekommt. Die Vorstellung, nur noch eine Unterhose zu besitzen, ekelt sie, und die Haut ist gereizt in den Leistenbeugen, die Stoffnähte schneiden schon zu lange hinein, immer wieder verschwitzt und getrocknet. Lux zieht das Knie vorsichtig an und wäscht es auch. Die Seife brennt in den Schürfungen, und es fängt wieder an zu bluten, die dünne getrocknete Schicht reißt beim Anwinkeln. Lux flucht. Ein Steinchen hat sich ins Knie gebohrt, im Dunkeln hatte sie es nicht gesehen, und es klackt im Waschbecken wie ein winziger ausgezogener Zahn, ein leeres Dreieck bleibt in der Haut. Die Kanten der Kniescheibe sind in der Schwellung fast verschwunden. Sie untersucht auch ihre Hand, die ganz gut zusammengewachsen ist, da entzündet sich nichts mehr, denkt sie, aber die Haut um den Schnitt ist noch rosa und dünn, manchmal pocht es. Als letztes putzt sie sich die Zähne, macht sich nicht die Mühe, sich abzutrocknen, und humpelt langsam hinaus auf den Parkplatz.

Kats Standort bewegt sich immer noch ganz in der Nähe, aber Lux wird ihr jetzt nicht hinterherrennen. Sie hat das Auto entdeckt, während sie sich dem blauen Punkt auf dem Smartphone näherte, immer wieder aufschauend, ob das weiße Haar irgendwo durch die Gegend wehte. Das Auto auf dem Parkplatz dieser gigantischen Shoppingmall zu sehen, war unwirklich. Sie zog am Türgriff, aber natürlich war es abgeschlossen. Durchs Fenster konnte sie das Chaos auf dem Beifahrersitz sehen.

Den Rücken gegen die Außenwand dieses Supermarkts gelehnt, sitzt sie auf dem Boden in der Morgensonne, raucht eine nach der anderen und beobachtet die Bewegungen auf dem Parkplatz. Familien, die ihre Wocheneinkäufe erledigen, blitzende SUVs und rostige Karren, sogar Cabrios, aber keine Kat. In der Ferne zeichnen sich Berge ab, es müssen die Rocky Mountains sein. Ein Parkplatz mit Aussicht. Lux fährt die zackigen Felsspitzen, an denen weiße Stellen leuchten, ungeduldig mit dem Blick ab, es ist kühler hier, windiger, als in den Staaten vorher. Sie kann sich nicht auf den Anblick konzentrieren, immer wieder schnellt ihr Blick zu den neuen Leuten, die über den Parkplatz laufen.

Je länger sie unbeweglich wartet, desto größer werden ihre Pläne. Ihr die Strohhaare abschneiden. Sie am Halsband durch die Straße ziehen. Sie in einen Autounfall verwickeln.

Du willst ihr Gesicht entwaffnet sehen, nackt. Ihre Gelassenheit auslöschen.

Nach einer halben Stunde Warten googelt Lux Kats vollständigen Namen. Sie hat ihn im Kopf, seit sie ihn auf ihrem Führerschein gesehen und ihn immer wieder in Gedanken ausgesprochen hat. Die Suchergebnisse sind mager, Bilder gibt es keine und die Social-Media-Profile, die sie alle anklickt, gierig nach einem Detail, allen Details, gehören zu anderen, wahnsinnig langweiligen Personen mit demselben Namen.

Eine Stunde. Lux zerreißt das pappige Brot, kaut, es wird im Mund zu einem festen, klebrigen Klumpen, die Kiefermuskeln fangen an zu schmerzen. Sie schmeißt ein paar Fetzen auf den Asphalt vor sich, bis sich eine Gruppe kleiner Vögel vor ihr sammelt, dann hört sie wieder auf, und die Vögel hauen ab. Ein Zap fährt durch ihren Kopf, sie schließt die Augen und versucht, den Gedanken wegzuschieben, dass Kat vielleicht doch nicht kommen wird, dass der Tank ja vielleicht leer ist und sie gerade jetzt abhaut, dass ihr von Anfang an alles egal war. Dass sie, Lux, alleine und ohne Geld im Mittleren Westen vor einem Walmart sitzt und keine Ahnung hat, wie es vorwärtsgeht.

Sie kämpft gegen die Panik, die metallisch in ihr zittert. Bei jedem Menschen, der sich in ihr Blickfeld schiebt, spannen sich ihre Sinne an, um dann an der Ereignislosigkeit abzurutschen, jeder einzelne stresst sie. Manche lächeln sie an, gucken neugierig, warum sie da sitzt, aber sie lächelt nicht zurück, zerfetzt das Brot, das sie nicht isst. Sie zieht ihr Handy heraus, tippt den Chat mit Charles an, liest die letzten Nachrichten noch einmal, tippt eine Antwort und löscht sie wieder, lässt das Telefon über den Asphalt rutschen. Ihre Sicht verschwimmt, und sie wischt sich mit dem Handrücken fest über die Lider.

Ein paar Minuten später fährt der Schließmechanismus durchs Auto. Die klotzigen Keilsandalen sind um Kats schlanke Fußgelenke geschnallt, und sie hat einen Sommer-Overall an, der um ihren Körper herumweht, ein wild gemustertes Teil in Pastellfarben, Farben wie Eiscreme. Ihr Gesicht ist halb hinter den Gläsern der Sonnenbrille versteckt, die Strähnen weht der Wind durcheinander, weiße, trockene Schlangen. Sie fängt an zu grinsen, als sie

Lux sieht, geht aber nicht schneller, eine neue Handtasche unter den Arm geklemmt, einen Schatten vor sich her werfend. Sie stellt sich vor Lux und stützt die Hände in die Seiten, man könnte sie problemlos in dieser Pose fotografieren. Lux sieht zu ihr hoch.

»Wo ist dein Rucksack, *darling*?«, fragt sie und zieht die Augenbrauen hoch.

Als Lux nicht antwortet, schiebt sie sich die Sonnenbrille ins Haar und blinzelt von der Helligkeit.

Lux zieht die Beine an. Erst das unversehrte, dann das kaputte, stemmt sich an der Glaswand hoch, um das Knie nicht zu sehr zu belasten. Humpelt die wenigen Schritte auf Kat zu. Sie kann sie riechen, etwas Sauberes, Duftendes, sie riecht nach frisch gewaschenem Haar. Ausgeschlafen sieht sie aus.

In dem Moment, bevor Lux Kat ins Gesicht schlägt, ist ihr Kopf leer. Nur ihr Körper reagiert, auf die Grübchen in den Wangen, auf die glatte, weiße Haut, ihren sauberen Geruch. Der Impuls pflanzt sich von ihren Sinnen in die Brust durch den Arm fort und lässt ihre Hand nach oben schnellen. Ein glattes Knallen, satt und trocken. Die Sonnenbrille knackt auf dem Asphalt, und Kat taumelt auf den hohen Absätzen. Der Wagen hinter ihr fängt sie auf, ihre Hüfte knallt gegen das Blech der Flanke.

Lux wartet. Sie wartet darauf, dass Kat sich von ihrem Schlag erholt, dass sie aufsteht, sie vor die Brust stößt, ihr die Beine unter dem Körper wegtritt, sie anspuckt und wegfährt. In ihrer Hand kribbelt es, das Blut pocht darin, als wolle es sie zu mehr Gewalt drängen, als habe ihr Körper endlich gemerkt, was er kann.

Das war richtig.

Kat sitzt auf der Motorhaube und presst die Knie zusammen, sie zittern.

Du hast noch nie jemanden geschlagen, aber das war richtig.

Kat löst sich vom Auto und hebt ihre Sonnenbrille auf. Bückt sich mühsam wie eine alte Frau.

Etwas Irritierendes steckt in ihrem Blick. Er fährt um Lux herum, schleift auf dem Asphalt, auf der Glaswand hinter ihr, fährt an ihr herunter, aber trifft sie nicht direkt.

»Was?«, zischt Lux. Es fährt scharf durch ihre halb offenen Lippen.

Und dann geht Kat um sie herum, beeilt sich, die Plastiktüte und das Brot vom Boden zu sammeln. Sie nimmt das Zeug, setzt sich damit auf den Beifahrersitz und wartet.

15

Von Weitem sehen die Berge aus wie graue Dünen mit erdigen Kanten, die irgendwann weggeweht werden könnten. Aber die Felsen am Straßenrand sind schroff und spitz, gesplitterter Stein. Der Wagen pendelt über Abgründe, rechts und links der Straße schneidet die Luft in den Berg, und man müsste nur einmal kurz unaufmerksam sein, um sich zu überschlagen und in die Tiefe zu fallen.

Die Luft, die flatternd durch einen Spalt hereinzieht, wird immer kälter.

Lux weiß noch, dass sie wegen dieser Weite hergekommen ist. Die Erinnerung an ihre Vorstellung von Amerika leuchtet unter dem felsigen Boden, in den sich immer asketischere Bäume krallen. Noch erkennt sie alles aus ihren Träumen wieder, die Straße, die sich wie eine Schlange durch den Felsen zieht, die dicht und schräg aufgereihten Nadelbäume an den Abhängen, die so weich aussehen. Alles sieht von Weitem weich aus. Wie es vorbeizieht beim Fahren, sich die Horizontalen kippen, und eigentlich müsste die Sonne scheinen, aber der Himmel hat sich zugezogen, als sie in die Berge hinauffuhren. Es flackert, als würden den Bildern die Batterien ausgehen.

»Musst du auch pissen?«

Lux schüttelt den Kopf. Es ist das Erste, was Kat sagt, seit sie von dem Parkplatz aufgebrochen sind. Lux redet auch nicht, in manchen Kurven fragt sie sich, ob das richtig war, in anderen nicht.

Kat hält ihr eine kleine Flasche Wasser hin, sie ist noch fast voll. Lux schüttelt wieder den Kopf.

Sie fahren schweigend. Irgendwann kommt wieder einer der Aussichtspunkte, eine Parkbucht voll mit Autos. Die Touristen drängen sich auf den zubetonierten Felsvorsprüngen, um alle die gleichen Fotos von den Bergketten zu schießen. Lux merkt, wie Kat sich danach umsieht, hält aber nicht an.

»Was machen wir, wenn der Tank leer ist?«, fragt sie plötzlich. Kat sieht sie ein paar Momente von der Seite an, bevor sie antwortet: »Keine Ahnung.«

»Hast du kein Geld?«

»Ich weiß es nicht. Hab lang nicht nachgesehen.«

Lux schnaubt.

Die Kurven der Straße sind mit System in den Stein gehauen. Die Welt schwingt sich erst an der einen, dann an der anderen Seite vorbei. Kat macht Videos von den Abgründen. Nach einer Weile schließt Lux die Fenster und dreht die Heizung auf, denn es wird noch kälter, noch karger, sie sind bald am Gipfel, und irgendwann streckt sie wortlos die Hand aus, und Kat beeilt sich, die Wasserflasche aus dem Fußraum zu angeln, den Verschluss abzudrehen. Lux trinkt, lässt es beim Fahren in sich hineinlaufen. Dann lässt sie die Flasche offen in den Fußraum des Beifahrersitzes fallen, sie ist fast leer.

»Was hast du gemacht, während ich weg war?«

»Nichts. Sightseeing.«

Lux lacht bitter auf. »Klar. Sightseeing.«

»Ja, es gibt so ein Museum, draußen, mit … Flinten. Tipis. So was.«

»Warst du allein?«

»Die meiste Zeit.«

»Was soll das denn wieder heißen?«

»Na ja, da waren noch andere Leute.«

»Und was hast du da *gemacht*?«

»Wie meinst du das?«

»Du bist ins Museum gegangen, bloß um dir dieses Zeug anzuschauen.«

»Na, irgendwie musste ich doch die Zeit totkriegen.«

Kat zuckt die Schultern, sieht aus dem Fenster. Sie hat bis jetzt nichts zu der Ohrfeige gesagt, und es kommt Lux vor, als würde sie gar nicht darüber nachdenken. Als hätte dieser Schlag sie irgendwie zurechtgerückt. Eine normalere Person aus ihr gemacht.

»Was hast *du* denn gemacht?«, fragt Kat, und Stille breitet sich im Wagen aus.

Als Kat das Radio anmacht, schaltet Lux es wortlos aus. Sie wartet darauf, dass sie es noch einmal versucht, aber das passiert nicht.

»Lass mich weiterfahren«, sagt Kat irgendwann.

»Nein.«

Die Bäume sind weg. Die Parkplätze nehmen zu, es sind jetzt alle paar Hundert Meter Buchten neben der Fahrbahn, auf denen sich Autos und Menschen tummeln, und ein großes Gebäude kommt in Sicht, ein Café oder ein Shop. Das muss der höchste Punkt sein, wenn es inmitten von kargem Stein, auf dem nichts mehr wächst, auf dem sich nur noch ein paar winzige, zähe Büsche gegen den gnadenlosen Wind halten können, plötzlich wieder Cappuccino und Kühlschrankmagneten gibt. Kat protestiert nicht, als Lux daran vorbeifährt, aber sie haben den Punkt kaum hinter sich gelassen, da zappt es. Lux' Hände krampfen sich am Lenkrad fest, der Wagen schlingert.

»Was ist los? Was, was ist denn?«

Sie bremst, so kontrolliert es geht, fährt noch um eine Kurve, immer langsamer, auf Schneckentempo heruntergedrosselt. Von hinten kommt schon der nächste Wagen, fährt erst hinter ihr her, hupt, heult dann ungeduldig auf beim Überholen. Lux versucht, durch den Schleier hindurch die Fahrbahn wahrzunehmen, Kat fragt immer wieder, was los ist, »was denn, halt an«, aber bekommt keine Antwort, und endlich kommen sie an einer Stelle zum Stehen, die dafür nicht vorgesehen ist. Lux atmet.

»Was zum Teufel war das? Was ist los mit dir?« So etwas wie Besorgnis schwingt in Kats Stimme mit.

Lux atmet und wartet darauf, dass das Klingen in den Knochen sich verzieht, die Taubheit in den Ohren, in den Fingern, dass diese Scheiße endlich vorbeigeht, Kat neben dir hilft da auch nicht, keiner kann da helfen, absolut niemand kann da helfen, und als sich die Welt um sie nach ein paar quälenden Minuten langsam wieder zusammengesetzt hat, sagt sie: »Nichts«, und steigt aus.

Der Wind reißt sofort an ihrer Kleidung und schlägt die Autotür zu. Das ausgeleierte Shirt legt sich wie eine zweite Haut um ihren Oberkörper und beult am Rücken aus wie ein Ballon. Die Luft ist so scharf und kalt, dass die Oberfläche ihrer Schenkel sich in Sekunden zu harter Gänsehaut verformt.

Sie geht ums Auto herum und wartet, bis Kat aussteigt, drängt sich an ihr vorbei und lässt sich auf den Sitz fallen, macht die Tür zu und schnallt sich wieder an. Kat steht da und sieht durchs Fenster rein, der Wind zerrt an ihrem Haar. Sie klopft an die Scheibe. Mehrmals. Lux fährt das Fenster runter.

»Ich muss pissen. Bin gleich wieder da.«

Lux fährt die Scheibe wieder hoch, das pfeifende Geräusch des Windes reißt ab.

Sie sieht zu, wie Kat einen flachen Abhang hinuntergeht. Sie hat sich den Mantel übergezogen, und seine Enden sind zur Seite gezerrt. Lux muss an Igors Bleifiguren denken, der Wind lässt alles lose in eine Richtung stehen, wie gegossen. Igor und seine Kunst.

Sie schnaubt.

Igor, der Chauffeur.

Die weißen, blendenden Wolken hängen tief, ein paar haben sich bis auf den Boden gesenkt, sie sehen aus wie weiche Gespenster, die man zu fassen kriegen könnte, sind am Ende nur ein bisschen trügerischer Nebel.

Kat ist nicht mehr zu sehen. Und Lux sitzt da. Glotzt reglos auf die Stelle, an der Kat gerade verschwunden ist.

Plötzlich schnallt sie sich ab und stößt die Tür mit dem Fuß auf. Sie geht in der Bergkälte um das Auto herum, öffnet den Kofferraum und zerrt den Hartschalenkoffer heraus. In der Ferne sieht sie eine der Aussichtsplattformen, die Touristen sind kleine Spielfiguren an einem Abhang, Lemminge, die bald einer nach dem anderen herunterstürzen.

Der Koffer knallt auf den Asphalt der Straße. Und Lux geht schnell, weg von den Schaulustigen, weg von Kat, zieht das sperrige Teil hinter sich her, mit seinen unnützen Rollen, die Plastikschale schlägt und kratzt über die Steine, und der steife Wind schluckt die meisten der Geräusche. Sie hievt den Koffer über die Felsspitzen, die der Wind schraffiert hat. Findet schnell ein Loch, eine kleine, windgeschützte Höhle, die sich im Boden gebildet hat. Sie schiebt, drückt, muss das Plastik hineintreten, mit Gewalt, es verbiegt sich, sie tritt mehrmals nach, fällt dabei fast um, und irgendwann steckt der Koffer mit seiner unteren Schale zwischen den Felsen wie ein eingeklemmter Krebs.

Lux schwankt, bückt sich, öffnet ihn. Der Koffer ist vollgestopft mit neuem Zeug, aber alles ist ordentlich zusammengelegt. Sie hatte Chaos erwartet, stattdessen sieht es so aus, als könnte man die Sachen direkt aus dem Koffer in den Laden legen.

Wozu diese Ordnung? Sie schüttelt erstaunt den Kopf und fängt an zu wühlen. Kriegt die Harlekin-Leggins zu fassen, wirft sie hinter sich und wühlt weiter, ein schwarzes Oberteil, dann noch ein Pulli, eine lange Strickjacke aus groben Maschen.

Sie zieht sich das eigene Shirt über den Kopf und schmeißt es in den Koffer, zieht die Schuhe aus, die Shorts, ihren BH. Sie will die Leggins schon anziehen, aber zögert. Wühlt noch einmal im

Koffer. Findet saubere Spitze in Weiß, Rot, Pink, Schwarz, dann stößt sie auf das Halsband. Hält es für eine Sekunde in der Hand, wirft es dann hinter sich. Sie nimmt einen schwarzen String und zieht sich ganz aus. Der Wind trifft rau auf ihre nackte Haut, und Lux spürt ein paar Tropfen wie Nadeln, ihre Zähne klappern ein paarmal unkontrolliert aufeinander. Schon mit diesem bisschen Stoff fühlt sie sich nicht mehr wie sie selbst.

Als sie sich angezogen hat, späht sie in die Ferne, aber noch keine Spur von Kat. Lux wühlt das Feuerzeug aus den Shorts, die schon im Koffer liegen, kriegt dabei den Zehner zwischen die Finger, erschrickt, zieht ihn heraus und schiebt ihn sich in den Schuh.

Die ersten paar Male geht die Flamme aus, sie muss sich in den Koffer knien und den Körper als Windschutz benutzen, es raucht bloß, das Metall des Feuerzeugs verbrennt ihr den Daumen. Sie kniet sich ganz in den Koffer hinein, als wollte sie sich darin verstecken, als Gepäck von jemandem. Irgendwann schafft sie es. Ihr altes T-Shirt brennt, und sie hält den Deckel schützend darüber, bis auch die anderen Kleidungsstücke Feuer fangen. Die Spitze glüht in ihren feinen Mustern auf, verschrumpelt, der Plastikstoff schmilzt, stinkt, und der Wind treibt das Feuer an, dazwischen droht er es auszublasen. Das Zeug raucht, stinkt säuerlich nach Chemie. Lux stößt den Deckel von sich und sieht den Flammen zu.

Sie nimmt das Halsband vom Boden. Es schwindelt sie, der Wind will sie umwehen, der Rauch sie vergiften, die Schmucksteine auf dem Halsband leuchten schwach. Sie setzt sich hin und schlingt es sich um die Kehle, die Hände sind steif vor Kälte, und es dauert eine Weile, bis sie das Leder durch die Metallklammer kriegt. Es fühlt sich weich und schwer an, als würde ihr jemand kühle, lange Finger um den Hals legen.

Die Hitze der Flammen leckt an ihrem Gesicht, sie zittert weniger, aber das Feuer droht immer wieder auszugehen. Sie rückt nah heran. Es raucht giftig vor sich hin, und Lux schaut zu, sie schaukelt im Sitzen vor sich hin, denkt an Leon, der immer überall Feuer gemacht hat, sogar auf seinem Balkon.

Ihm hätte das hier gefallen, dein Kofferfeuer.

Sie sieht an sich hinunter, zieht die Jacke enger um den Körper.

Die Leggins. Ha. Jetzt bist du der Clown.

Als sie das nächste Mal hochsieht, kommt Kat mit sehr energischen Schritten auf sie zu. Sie geht über das karge Stein- und Grasfeld, zwischen den zähen kleinen Pflänzchen hindurch, die gegen den Wind kämpfen. Alles weht an ihr, der Mantel, die Haare, der Stoff des Overalls, nur die Haut weht ihr nicht weg. Dicke, eiskalte Regentropfen klatschen auf Lux' Scheitel, der Himmel über Kat ist grau, elektrisch. Blitze würden jetzt mitten in sie hineinfahren. Ohne die Schuhe und die Sonnenbrille sieht sie aus wie eine zornige Gottheit. Der Rauch weht um Kat herum, als ginge er von ihr aus, und sie kommt genau richtig, um das Schmelzen der Plastikschalen mitzukriegen. Ein Tourist schreit aus der Ferne, Kat hat den Blick starr auf Lux' Hals gerichtet.

»Gib es zurück.«

»Waarum?«, fragt Lux.

Kats Blick weicht keinen Millimeter von dem Halsband.

»Du bist eine kleine Schlampe«, sagt Lux, die Vokale ziehen sich in die Länge, ein bisschen unkontrolliert. Sie hält Kat den Finger ins Gesicht, hat Schwierigkeiten, sie scharf zu sehen. Ihr ist so schwindlig. »Aber jetzt sind wir quitt.«

Der Rauch, es muss der Rauch sein.

»Ich …«

»Duu?«

»Ich bring dich um.«

Kat hat die Hand so schnell an ihrem Hals, dass Lux nicht ausweichen kann. Das Leder zerdrückt ihr den Kehlkopf, den Kopf nach unten zwischen die Knie gepresst, sie wehrt sich nicht, alles dreht sich, ein harter Knochen in ihrem Rücken, ein Ruck am Halsband und noch einer, der ihr den Kopf wieder hochreißt. Kat reißt am Band, panische Atemnot, dann löst es sich schneidend von Lux' Hals, und ihre Lungen saugen die rauchige Luft mit so viel Zug ein, dass sie sofort anfängt zu husten, und sie krabbelt, stolpert, humpelt zum Auto, Kat ist zu schnell. Die Tür schlägt zu. Sie humpelt schneller, hustet immer noch, hört den Motor starten, reißt an der Tür, verriegelt. Schlägt auf die Haube und wirft sich davor, als Kat losfährt, die Stoßstange gegen Lux' Beine, sie kann sich kaum mehr auf den Beinen halten, erbärmliches Husten.

16

Ein Stamm vor der Windschutzscheibe, rötlich und tief gefurcht, wie Risse in einem vertrockneten Boden.

»Ja. Bin doch schon auf dem Weg.«

Das ist Kats Stimme in der Ferne.

»Nein, nein, ein paar Tage vielleicht, ich …« Sie reißt ab. Vogelgezwitscher.

Ein dumpfer Schmerz pocht in Lux' Schädel, sie runzelt die Stirn. Neben ihr ein weißer Ballon. Der Airbag ist aus dem Lenkrad gebrochen. Langsam sieht sie an sich hinunter. Sieht ihre Hände, die Arme, dann die Beine, es kostet sie wahnsinnige Anstrengung, sie zu bewegen, als wären ihre Adern mit Blei ausgegossen. Allein die Lider offen zu halten. Sie wendet den Kopf wie in Zeitlupe, sieht aus dem Fenster, sieht Kat, die beim Telefonieren herumschlendert und Rauchwolken produziert. Um sie herum rötlicher Wald.

»Nein, ich …«

Kat bleibt stehen, die Augen zum Himmel. Lux sieht ihr zu, wie sie Luft holt, um etwas zu sagen. Der Atemzug bleibt kurz in ihr stecken, dann senkt sich der Brustkorb wieder wortlos.

»Komm schon, ich …«

Lux hängt die Hand in den Türgriff, zieht, rutscht wieder ab, so schlaff sind die Muskeln.

»Ja.«

Kats Stimme ist so dünn. Irritierend dünn. Mit wem redet sie?

Lux tastet im Fußraum zwischen ihren Beinen nach der Wasserflasche, aber sie ist leer.

»Ich melde mich. Ja. Bye.«

Mit Mühe kriegt sie die Autotür auf und setzt die Füße auf den Boden. Sie sieht nach oben, die Blätter an den Bäumen rascheln leise. Die Luft ist warm, und erst als sie steht, auf ihren wackeligen, halb betäubten Beinen, merkt sie, was so anders ist: Es ist flach. Keine Berge. Und die Sonne scheint, alles ist in eine rote Lichtwolke gehüllt, es fühlt sich an wie später Abend.

»Na endlich«, sagt Kat, aber sie sieht nur kurz von ihrem Telefon auf. Sie tippt ungeduldig darauf herum, scheint sehr beschäftigt zu sein.

Lux will etwas sagen, aber es krächzt nur, die Laute stechen in der trockenen Kehle. Sie hustet. Macht ein paar Schritte, als würde sie jetzt erst laufen lernen, die Muskeln müssen sich erst noch bilden. Das Knie tut wahnsinnig weh.

»Was ist … passiert?«, fragt sie.

Kat sieht sie an, verständnislos, irgendwie streng. Als wäre alles klar. Auf eine paradoxe Art hat Lux das Gefühl, dass alles wieder in Ordnung ist. Du bist kaputt, aber Kat ist noch da. Ihr Kopf ist leer und langsam.

»Du hast ewig gepennt. Ich weiß ja, dass ich gut fahre, aber du bist nicht mal vom Aufprall wach geworden. Müssen Entzugserscheinungen von deinen Pillen sein«, sagt Kat und tippt weiter.

Lux dreht sich zum Auto um. Die Schnauze ist eingedrückt, die Stoßstange sieht aus, als wollte sie den Baum gleich umarmen. Sie geht näher ran. Es sieht nicht wahnsinnig schlimm aus, aber das kann nicht sein.

»Was?«

Wie konntest du so tief schlafen? Und wieso ist der Airbag auf deiner Seite nicht aufgegangen?

Sie fummelt das Telefon aus der Tasche, kämpft gegen die Schlaffheit ihres Körpers. Es nützt ihr nichts, das Datum und die Uhrzeit anzustarren, weil sie nicht weiß, wie spät es war, als sie noch durch die Berge gefahren sind, das Letzte, an das sie sich erinnern kann, ist eine der Kurven am Abgrund, aber da war es doch sicher noch nicht Nachmittag.

»Wie lange ist das her?«

Kat zuckt die Schultern.

»Ein paar Stunden vielleicht«, murmelt sie vor sich hin.

»Was? Wo sind wir?«

»Immer noch Colorado.«

Lux starrt die zerquetschte Front des Autos an. Dann fällt ihr auf, was das bedeutet.

»Scheiße, war das ein Unfall?«

»Nee«, sagt Kat und zündet sich die nächste Zigarette an, »Absicht.«

Lux starrt sie entsetzt an.

»Ja. Schau nicht so. Hast du dir ausgedacht. Du hattest dich echt nicht mehr unter Kontrolle. Hast mir die ganze Zeit ins Lenkrad gegriffen und gesagt: ›Fahr das Auto zu Schrott, fahr das Auto zu Schrott.‹«

Kat äfft diese Sätze vor sich hin, schiebt die Unterlippe dabei vor wie ein quengelndes Kind.

Ins Lenkrad gegriffen? Lux versucht, sich zu erinnern, fischt krampfhaft nach Momenten in ihrem Gedächtnis, die nach dem Lagerfeuer passiert sind.

Du hast dir Kats Sachen angezogen, den Koffer angezündet, dann war da noch das Halsband.

Ihre Erinnerung reißt da ab, als sie wieder zu Kat ins Auto stieg.

»Haben wir uns gestritten?«

Kat lacht auf.

»Zum Streiten muss man zusammenhängende Sätze bilden. Du warst so neben dir, du hättest nicht mal mehr deinen Namen gewusst. Weiß nicht, was das war. Vielleicht sollten wir dir wieder ein paar Pillen besorgen.« Sie schüttelt belustigt den Kopf.

Es kommen bloß undeutliche Fetzen hoch. Lux weiß noch, dass sie plötzlich das Gefühl hatte, die Scheibenwischer würden sie wahnsinnig machen, und ein paar Sätze flackern in ihr auf, die ihr Therapeut früher zu ihr gesagt hat, Sätze, an die sie normalerweise nicht mehr denkt.

Das kann Ihnen gar nicht passieren, die wirklich Verrückten bemerken es gar nicht, die haben keine Angst vor dem Wahnsinn.

Sie wollen das doch gar nicht.

Dass ihr schwindlig war von den Abgründen, an denen Kat zu schnell entlangfuhr.

»Als Aufgabe?«, fragt Lux.

Kat nickt, bläst Rauch aus.

»Und dann bin ich … eingeschlafen?«

»Wie ein Stein.«

Kat tippt wieder auf ihrem Telefon herum, redet nur nebenbei, als wäre all das hier selbstverständlich, ihr Gesicht ist versunken im Bildschirm.

»Das kann nicht sein«, sagt Lux und schüttelt den Kopf. »Das kann einfach nicht sein. Ich hab nichts davon im Internet gelesen.«

Kat schnaubt.

»Und deswegen kann's nicht passieren?«

Lux starrt vor sich hin. Die Vögel zwitschern.

»Hast du ein Video davon gemacht?«

»Na klar, mit links«, sagt Kat gereizt, »hab mit einer Hand gelenkt und mit der anderen gefilmt.«

Lux lässt sich auf den Beifahrersitz fallen. Sieht an sich hinunter. Auf einem der weißen Streifen der Leggins hat sich ein gelblicher Fleck ausgebreitet, ein bisschen Blut ist auf dem Stoff zur Kruste erstarrt. Sieht so aus, als wäre das Knie wieder aufgerissen. Vom Aufprall? Sie krempelt den Stoff hoch und sieht sich die Wunde an. In der Schwellung haben sich Eiterflecken gebildet, es glänzt weißlich. Sie versucht, das Bein weiter zu beugen, scharf zieht sie Luft ein und streckt es wieder. Sieht sich im Auto um. Das Halsband liegt im Getränkehalter zwischen den Vordersitzen. Die Strickjacke, die sie in den Bergen noch anhatte, liegt auf dem Rücksitz. Lux stutzt.

»Was sagen wir den Mietwagenleuten?«, fragt sie beunruhigt.

Kat zuckt mit den Schultern.

»Reh. Wildschwein. Such dir n Tier aus.«

Lux nickt. Ein Wagen fährt auf der Straße vorbei, das Motorengeräusch schwillt an, zoomt an ihrem Ohr vorbei und entfernt sich wieder, sie sieht ihm nach, bis er verschwindet.

»Wie war es?«, fragt sie nach einer Weile, in der man wieder nur die Vögel hört.

»Wie war was?«

»Der Aufprall.«

Kat sieht vom Telefon auf und zum Wagen rüber, hin zur demolierten Schnauze.

»Bumm, fertig. Was sonst?«

»Hattest du keine Angst?«

Sie zuckt die Schultern. Ihre Haare sind ein wenig durcheinander, ein Träger des Overalls ist verdreht. Sie wirkt so zerstreut.

»Hast nichts verpasst.«

»Mit wem hast du telefoniert?«, fragt Lux weiter.

»Geht dich nichts an.«

»Wo musst du in ein paar Tagen sein?«

Kat runzelt die Stirn. »Nirgendwo.«

»Hörte sich so an.«

Sie schüttelt den Kopf, schaut genervt wieder auf ihr Telefon, und Lux' Blick bleibt an ihrem Hals hängen, ein Fleck, oder bildet sie sich das ein? Da rutschen ihr die Haare davor, und man sieht ihn nicht mehr.

»Bist du mir noch böse wegen des Koffers?«, fragt Lux, und jetzt wird Kat endlich aufmerksam. Sie vergisst für einen Moment das Telefon in ihrer Hand und sieht Lux an. Dieser Blick, mit dem man jemand anderem sagt, was für eine Dummheit er gemacht hat.

»Hast dir selbst keinen Gefallen damit getan.«

Bei der Mietwagenfirma ging keiner ran, die Warteschleifenmelodie zog sich in die Unendlichkeit, und natürlich kommt um die Uhrzeit kaum mehr ein Auto vorbei, an einem Wochentag, mitten im Nirgendwo. Man kann sie an einer Hand abzählen, und sie schießen zu schnell um die Kurve, um zu bemerken, dass da eine Panne passiert ist. Kat nimmt den Vordersitz, Lux faltet sich auf der Rückbank zusammen, als es dunkel und zu kalt wird, um draußen zu bleiben.

Die Snacks, die Kat unterwegs gekauft hat, sind alle weg, das Billigbrot aus dem Supermarkt ist noch übrig. Sie gehen sparsam mit der Autobatterie um, damit ihnen die Smartphones nicht sterben, man hat sogar ein wenig Internet hier im Wald. Auch wenn Kat ständig flucht, dass das alles zu langsam geht. Was genau da zu langsam geht, verrät sie nicht, und überhaupt redet sie nur das Nötigste. Ihr Gesicht ist konstant in blaues Bildschirmlicht getaucht.

Draußen ist es stockdunkel und unheimlich still. Lux sucht seit Stunden nach Forenbeiträgen und Artikeln, die belegen, dass man narkoleptische Phasen und Blackouts beim plötzlichen Absetzen von Antidepressiva bekommt. Außer lebhaften Träumen, Tagesschläfrigkeit, und dem »Gefühl«, plötzlich einzuschlafen, findet sie aber nichts, es dauert ewig, bis die einzelnen Seiten laden. Vielleicht schreibt einfach niemand darüber, aus Scham, das Gedächtnis verloren zu haben. Lux googelt, um sich von der dichten

Schwärze im Wald, irgendwo in Colorado, abzulenken. Alleine hätte sie vielleicht schon einen ihrer Anfälle gekriegt.

Sie haben beide lange nichts gesagt. Man hört nur ab und zu das Knirschen von Kunstleder beim Umdrehen. Lux versucht, geräuschlos durch den Mund zu atmen. Sie streckt die Beine, die zu lang für den Rücksitz sind, zur Decke, dann klappt sie sie wieder ein, verstaut sie umständlich, es fühlt sich so an als käme kein Blut mehr durch. Irgendwann geht das blaue Licht aus, und es ist mit einem Schlag stockdunkel. Ihr Herz pocht überlaut.

»Kat?«

Nichts. Nur regelmäßiges Atmen, das seit ein paar Minuten immer lauter wird.

»Kat, schläfst du schon?«

»Ja.«

Zögern. Nach und nach sind durch die Scheibe ein paar schwarze Äste vor dem Nachthimmel zu erkennen, die Augen gewöhnen sich langsam an die Dunkelheit. Tief ausatmen.

»Kat?«

»Hm.«

»Wann stellst du mir wieder eine Aufgabe?«

»Keine Ahnung. Irgendwann.«

Stille. Spürbare Schläfrigkeit, die von innen an die Scheiben stößt. Lux' schlagendes Herz dagegen, die offenen Augen in der Schwärze.

»Komm schon.«

Schweigen. Ein schreiender Uhu, gedämpft durch die Scheiben.

»Kat, guck mal. Ich hab ihn noch.«

Knistern im Dunkeln.

»Ich seh nichts.«

Mehr Knistern. Ein Geldschein.

»Hey, gibt es in Colorado Bären?«

»Es gibt überall Bären.«

»War das nicht auch in Colorado mit diesem Jungen, der mit seinem Kopf im Maul von einem Bär aufgewacht ist?«

Seufzen.

»Keine Ahnung. Du bist doch im Auto.«

Nachdenkliche Stille.

»Können die uns riechen?«

»Mir ist kalt.«

Ein Schnauben. Sonst keine Antwort.

»Dir nicht?«

»Selbst schuld. Kannst doch so gut Feuer machen.«

Betretene Stille.

Nach ein paar Minuten dreht sich der Schlüssel im Anlasser. Das leise Rauschen der Heizung geht an. Ein paar bunte Lichter an der Armatur streuen sich in die Dunkelheit.

»Tut mir leid mit dem Koffer. Weiß nicht, was da in mich gefahren ist.«

Sie antwortet nicht.

Lux dreht sich auf den Rücken.

»Hast du eigentlich jemanden?«

»Was soll das heißen.«

»Na, einen Partner. Freund oder so. Freundin.«

»Zu anstrengend.«

»Mhm.«

Leises Gedankenrattern.

»Nicht mal eine Affäre oder so?«

»Geht schief.«

»Mhm.«

»Kat?«

Ein Seufzen.

»Was?«

»Ach, ähm. Nichts. Nicht so wichtig.«

Das Rauschen der Heizung geht wieder aus, es ist stickig geworden und warm.

»Aber du hattest mal jemanden? Also für länger?«

»Lux.«

»Hm?«

»Schlaf.«

»Oh. Sorry.«

Die Tür schwingt langsam auf, und sofort drängt sich die Nacht an Lux' Ohr. Knacken. Leises Windrascheln. So geräuschlos wie möglich rutscht sie vom Sitz, um Kat nicht zu wecken, setzt einen Fuß auf den Waldboden, dann den zweiten. Die trockenen, kühlen Nadeln unter den Sohlen und feiner Staub.

Durch die Äste die Sterne. Die Himmelsdecke ist dicht gesprenkelt, mehr Sterne, als sie jemals an einem Fleck gesehen hat, und für eine Weile vergisst sie ihre Angst und springt mit den Augen von Stern zu Stern, den Rücken gegen das Auto gelehnt. Versucht herauszufinden, was überwiegt, der Hintergrund oder die funkelnden Steine davor. In ihrem Blick dreht es sich um, dass es so aussieht, als wäre es eine schwarze Decke mit Löchern, hineingestochen, -gebrannt, als wäre dahinter eine gleißende Sphäre, noch heller als der Tag, die durch die zerstochene schwarze Fläche blitzt.

Am Anfang bewegt sie sich nur ein paar Schritte vom Auto weg, dreht Kreise. Horcht. Sieht immer wieder zurück zum Wagen. Ihre Augen sind schon an die Schwärze gewöhnt, die Luft und die Dunkelheit tränken und glätten sie, diese angestrengten

Augenbälle, die stundenlang auf einen kleinen Bildschirm gestarrt haben. Sie setzt ihre Schritte vorsichtig, aus Angst vor etwas Scharfem auf dem Boden, einem abgebrochenen Ast, einem Knochen, einer Bärenfalle.

Du hattest schon immer Angst im Dunkeln.

Die Baumstämme, an denen sie vorbeistreift, sind glatt, aber gebrochen, leichte, vertrocknete Rinde mit tiefen Rissen. Das Blätterrauschen hört sich an wie ein Sommermeer ohne große Wellen, als wäre jenseits das Waldes schon der Pazifik. Der Uhu, den sie vorhin schon im Auto gehört hat, schreit wieder.

Sie entfernt sich zögerlich ein Stück weiter vom Auto. Kleine Äste knacken unter ihren Sohlen. Die Geräusche pflanzen sich fort, und immer horcht Lux, ob sie eine Reaktion bekommt. Wo sich die Tiere hier verstecken?

Damals, dieses eine Mal, nahm Leon sie nachts in den Wald mit, weil er meinte, sie müsste ihre Angst vor der Dunkelheit mal loswerden, diese völlig unberechtigte Kinderangst. »Es passiert doch gar nichts«, sagte er. Am Anfang war es unheimlich, aber auch schön, der Geruch der Nadelbäume, die kleinen Geräusche, das vorsichtige Setzen der Schritte, die Wahrnehmung auf die Ohren konzentriert. Aber dann, als sie beide standen und horchten, auf Tiere, auf Bewegungen im Wald, entfernte er sich fast geräuschlos. Als sie das nächste Mal etwas zu ihm sagte, antwortete er einfach nicht. Und Lux riss die Augen auf, rief nach ihm. Irrte herum, mit rasendem Herzen, und versuchte, ihn zu finden, anhand von kleinen Geräuschen, doch man konnte nicht unterscheiden, ob Mensch oder Tier, minutenlang stolperte sie so durchs Dunkel.

Sie kommt an die Straße. Der Asphalt ist grob, trotzdem hat sie sofort das Gefühl von Schnelligkeit unter den Sohlen. Darüber lichten sich die Baumkronen, der Himmel wird zu einer klaren Sternenbahn, die parallel dazu verläuft, die kleinsten Sterne verdichten sich zu einem Nebel, zu hellen Wolken. Sie geht die Straße entlang und weiß nicht, in welche Richtung. Geht erst langsam, den Kopf noch in den Nacken gelegt, dann immer schneller, fängt an zu laufen, den Blick auf die gerade Bahn gerichtet. Immer schneller, einfach nur, weil der Untergrund es zulässt. Der schwarze Wald rechts und links an ihr vorbei, und nach einer Weile schießt ihr die Kraft in die Beine. Sie heben sich wie von alleine, die Arme pumpen parallel, eine Kreuzgängerin, ihre Füße fliegen über den Boden und stoßen sich ab, in einem regelmäßigen Rhythmus, wie eine Maschine, sie könnte ewig laufen, wirklich, du könntest ewig so laufen, ohne zu wissen, wohin, Kat schläft im Auto, und du entfernst dich in Lichtgeschwindigkeit auf der Sternenbahn, wirst immer kräftiger und schneller, läufst im Dunkeln über die erste Staatsgrenze hinaus, dann die zweite und dritte, in ein anderes Territorium, sie holt dich nicht mehr ein, nicht mal mehr mit einem Auto, dieses Spiel macht doch keinen Sinn, das Einzige, was Sinn macht, ist zu rennen, einfach so lange geradeaus weiterzurennen, bis es wieder hell wird, der schwarze Wald schießt an ihren Seiten vorbei, die Lunge pumpt, die Beine werden noch lange nicht müde, du könntest ewig weiterlaufen, da stolpert sie fast, die Furcht vorm Fallen stürzt in die Glieder. Verfällt ins Gehen, bleibt stehen und stützt die Hände keuchend auf die Oberschenkel.

Das Knie tut wahnsinnig weh, aber es ist egal. Sie keucht, spuckt aus, richtet sich wieder auf, geht im Kreis, die Hände in die Seiten gestützt, drückt den Schmerz weg.

Dann machst du dich halt kaputt. Dann verbrauchst du dich eben.

Neben ihr im Gebüsch ein Geräusch. Das war nicht der Wind. Sie hält erschrocken die Luft an.

Es knackt, Blätter streichen an einem Körper vorbei. Ein Schnauben. Leon, schießt es ihr durch den Kopf, plötzlich hat sie das Bild genau vor Augen, wie er hier ein paar Meter von ihr entfernt steht, ihr auflauert, auf sie wartet, im Dunkeln, in diesem Land, das er so verabscheut hat, wo er nie hinwollte, und trotzdem folgt er ihr überallhin, nein, ist immer schon da, es knackt wieder. Lux ist immer noch wie angewurzelt, und sie denkt es erst, *hau ab*, denkt sie, *hau ab*, sagt es leise, murmelt es vor sich hin, dann schreit sie es. Ins Dunkel hinein, genau dorthin, wo das Geräusch herkam.

Nichts rührt sich. Es ist still vor ihr, sie kann nichts erkennen. Da stülpt sich die Angst vor der Schwärze wieder über sie, und so schnell sie kann, läuft sie zurück.

***

»Weißt du, alleine hat das Trampen bei mir viel länger gedauert, bin kaum vom Fleck gekommen. Ich bin wohl einfach nicht so hot wie Kat.«

Der Fahrer sieht kurz zu Lux rüber. Entweder, um den Wahrheitsgehalt dieser Aussage zu prüfen, oder aus Verunsicherung, ob sie das jetzt wirklich gesagt hat. Er ist jung und schüchtern. Draußen werden die Hügel rot, sie sind mittlerweile in Utah, es wird Nachmittag, und Kat spricht immer noch nicht mit Lux.

Sie hat alles probiert. Nett sein, morgens, nachdem sich Kat aus dem Wagen geschält und die Haare langsam entwirrt hat, fragen, wie sie geschlafen hat, ihr das Ladekabel im Auto überlassen. Dann mit Witzen, sie hat ihr ihre Zahnbürste angeboten, weil Kat keine mehr hat – aber ihr Gesichtsausdruck blieb völlig stoisch. Dann mit Optimismus, sie könne warten, Lux würde schon mal versuchen, Leute anzuhalten, die sie hier wegbringen könnten, diesmal vor der Kurve vielleicht, aber Kat tippte auf ihrem Telefon herum, während Lux redete. Bedeutete ihr mit dem Zeigefinger zu schweigen, als sie es ans Ohr hob, und regelte mit der Mietwagenfirma, dass sie sie bis nach Grand Junction abschleppen würden, ihre Stimme klang ganz fremd und sachlich während des Gesprächs, danach sagte sie wieder kein Wort. Nicht mal, als der Fahrer des Abschleppwagens sich über sie lustig machte, »zwei Mädchen mit einem Auto und so viele Bäume, hahaha.«

Irgendwann fiel ihr erschrocken ein, dass Kats Eltern, der Autounfall, dass das vielleicht irgendwas ausgelöst haben könnte, aber eigentlich wirkt Kat alles andere als traumatisiert, sie macht das absichtlich, das kann man deutlich sehen, sie macht das als Strafe, denkt Lux, und irgendwann fuhr sie Kat am Straßenrand an: »Was willst du denn, wir sind doch quitt, hör auf damit.« Aber wieder keine Reaktion. Und schließlich hielt dieser Typ an und war bereit, sie mitzunehmen bis nach Las Vegas.

»Sie kann die Leute einfach gut um den Finger wickeln, weißt du. Sich ein bisschen durch die Haare fahren. Da hält jeder an«, sagt Lux und boxt ihm leicht gegen den Oberarm.

Er zuckt zusammen.

Sie muss mit irgendwem reden, die Landschaft lenkt sie nicht mehr ab, die Weite, die Hügel, die oben wie abgefräst aussehen, immer trockener werden und ihre Farben wechseln, Sand, Hellbraun, Erdrot, Lila. Dann immer härter werden, zu Stein, der in merkwürdigen Formationen die Ruhe der Landschaft stört, dem flachen Horizont eigensinnig Widerstand leistet. Die weißen Wolken vor dem hellblauen Himmel, die perspektivisch irgendwo hinziehen über diesem gewaltigen Staubland. Alles nervt sie.

»Aber das ist inszeniert, weißt du? Da gibt es nichts zu entwirren, in ihrem Haar. So kommt man nur schnell voran.«

Lux ist sich nicht sicher, ob Kat sie ansieht, ihr Gesicht ist ihr nicht ganz zugewandt, und die Sonnenbrille ist zu schwarz, um es zu sehen. Sie gammelt der Länge nach auf der Rückbank und versucht zu schlafen. Vielleicht tut sie auch nur so.

»Es hält sicher keiner an, wenn's nichts zu holen gibt«, sagt Lux.

»Hm.« Der Fahrer räuspert sich, hüstelt. Verzieht das Gesicht.

»Du hast doch selbst gesagt, dass man nur mit Leuten trampen soll, die man auch ficken würde, stimmt's, Kat?«

Kat hat ihre Position keinen Millimeter verändert.

Er setzt an, um irgendwas zu sagen, aber Lux redet dazwischen: »Würdest du mit ihm, Kat? Sag schon.«

Kat rührt sich nicht. Sie bewegt sich auch nicht, als Lux ihr den Zeigefinger ins Knie bohrt, das Bein bleibt locker, fällt immer wieder in die Ausgangsposition zurück, ihr Kopf ist auf das Polster zurückgesunken. Da holt sie tief Luft und murmelt irgendwas vor sich hin.

»Was?«

»Ich werd nicht mit dir ficken.«

»Nimm das nicht so ernst«, sagt Lux zum Fahrer, sein Kopf ist knallrot.

Kat schüttelt den Kopf, er schlackert auf dem Polster hin und her, und es hört sich so an, als würde sie aus dem Traum heraus sprechen: »Nein, mit dir.«

Sie atmet aus, lässt die Luft aus sich herausströmen, als wollte sie nie wieder einatmen.

»Ich werd nicht mit dir ficken, Lux. Niemals.«

Las Vegas

17

Das Wasser reißt Löcher in den Schweißfilm, der mehrmals auf ihrem Körper getrocknet ist, und macht die Haut endlich wieder elastisch. Lux steht minutenlang unter der Dusche, ohne sich zu bewegen. »Take your time«, hat ihr Gastgeber gesagt, wie es jeder Amerikaner sagen würde, aber Lux weigert sich, diesen Satz als die Höflichkeitsfloskel, die er eigentlich ist, zu begreifen, und steht seit zwanzig Minuten da. Sie hat sich die Haare mit seinem Shampoo gewaschen, alles riecht jetzt männlich und herb, hat es auch unter den Achseln, in den Kniekehlen und zwischen den Beinen benutzt, aber sie fühlt sich immer noch nicht sauber. Sie wäscht sich ein zweites Mal, schrubbt mit ihren Fingernägeln über die Haut der Arme, der Beine und des Bauches, bis sie rot und schaumig ist, dreht das Wasser heißer, bis das Badezimmer verschwindet. Als sie es abdreht und das Prasseln plötzlich aufhört, dringt der Beat aus dem Zimmer durch die Wand. Kats entferntes Lachen versetzt ihr einen Stich.

Sie trocknet sich mit dem Handtuch ab, schnell und nicht besonders gründlich, stellt ihr Bein auf die Toilettenschüssel, um ihr Knie zu untersuchen. Die Kruste, die sich auf der Wunde gebildet hat, ist jetzt gelb und aufgeweicht, sie kann den größten Teil davon ohne Schmerzen abziehen. Es blutet nicht, darunter kommt nur nasse, rosa Haut zum Vorschein, ein flächiges Loch, das auf seinem Grund noch feucht ist. Sie wirft die abgestorbene Haut in die Toilette.

Ein leichter Sonnenbrand auf den Wangen und der Nase. Sie ist nur ein wenig dünner geworden in dieser letzten Woche, niemand außer ihr würde bemerken, dass der Körper unter dieser mit Tropfen befleckten Haut sich langsam zusammenzieht. Sie wollte immer dünn sein, etwas, an dem nichts Überschüssiges vorhanden ist. Nichts, was man nicht unbedingt bräuchte.

Sie beugt sich nach vorn über das Waschbecken, nah an den Spiegel, und streicht sich die nassen Strähnen aus dem Gesicht. Ein paar Tropfen rinnen aus ihren nassen Haarspitzen über ihren Oberkörper, verlaufen sich. Lux blinzelt und wischt eine ausgefallene Wimper unter ihrem Auge weg. Ihre Pupillen sind riesig. Sie starrt in die geweiteten schwarzen Löcher, die fast die gesamte Farbe der Iris verschlucken. Dreht die Lampe über dem Spiegel so, dass sie ihr direkt in die Augen scheint, es sticht, aber die Pupillen ziehen sich nur minimal zusammen.

Sie sucht im Schrank neben dem Waschbecken nach einem Kamm. Findet nichts, sieht in die Schubladen, tastet in allen Fächern herum, etwas fällt auf den Boden, ein Rasierer, sie hebt ihn auf, will ihn erst wieder zurücklegen. Dann tastet sie noch einmal im obersten Regal, diesmal vorsichtiger, und findet Ersatzklingen.

Lux hält sie auf dem Handteller, das Papier weicht ein wenig auf. Sie löst eine Klinge aus der Packung und hält sie vor ihr Gesicht. Kneift die Augen zusammen und sieht sich die Hand an, die die Rasierklinge hält, prüft, ob sie zittert. Keine Panik. Kein Magnet, kein Zwang, der die Klinge zur Haut führen will.

Der Psychiater hätte dir von vornherein Kokain verschreiben sollen. Dein Kopf ist leer, und du bist absolut unverletzbar.

Sie legt die Klinge auf den Waschbeckenrand und trocknet sich richtig ab, rubbelt durch ihre Haare, als wollte sie die Kopfhaut abscheuern, über die Schultern und die Oberschenkel, bis kein Tropfen Wasser mehr auf der Haut ist. Sie steht da, sieht ihren nackten Körper im Spiegel, hört die Musik aus dem Zimmer, ein ununterbrochener Beat, der wohl die ganze Nacht nicht mehr aufhören wird. Ihr Blick verirrt sich wieder zu der Klinge. Sie nimmt sie und dreht sich um, sieht über ihre Schulter, sodass sie ihren Rücken im Blick hat. Dann greift sie um sich herum, kreuzt die Arme vor dem Oberkörper, so weit sie kann, und versucht zu sehen, wie weit sie mit der Klinge in die Mitte des Rückens kommt. Sie tastet, die Klinge schabt über die Haut, schneidet aber nicht, dann legt sie den Arm in die Halsbeuge und hat noch mehr Spielraum. Sie kommt an alle Stellen ran. Sogar die dicken diagonalen Striemen konnte Kat so machen, die, die sich wie ein Kreuz über ihre Schulterblätter ziehen, die so aussehen, als hätte jemand eine Markierung vorgenommen, ein gekipptes Fadenkreuz erstellt.

Lux lässt die Arme sinken. Sie zieht sich an, fährt mit den Fingern ein paarmal durch die wirren Haare, um die gröbsten Knoten zu lösen, und packt die Rasierklingen in die Tasche der Strickjacke. Dann greift sie nach dem Kajal, den Kat ihr widerwillig gegeben hat, als sie danach fragte. Zieht das obere Lid nach außen, so stark, dass die ganze Gesichtshälfte gelähmt aussieht, zieht einen groben Strich. Dann das untere, leicht zur Seite und nach unten, dass man den geäderten Glaskörper deutlich sieht, seine Rundung und die feuchte Kante des Lids, die kalte Luft dazwischen. Mit diesen Grimassen umrahmt sie ihre Augen, unsaubere Striche, die sie am Ende noch verwischt. Als sie ihren Blick im Spiegel trifft, sind ihre Augen größer und stechender geworden.

Zurück im Zimmer hört sie ein Schniefen zum Beat. Kat reicht ihr das Glasröhrchen, und Lux zieht die dünne Line, die sie ihr übrig gelassen haben. Sie muss aufpassen, dass sie nicht aus Versehen ausatmet in der Nähe des Pulvers, beim ersten Mal ist ihr das passiert.

Der Gastgeber trägt mittlerweile karierte Hosen, die wie maßgeschneidert sitzen, ein weißes Hemd, eine Weste und Lederschuhe. Der Bekannte von irgendeinem Bekannten, hatte Kat knapp gesagt, als Lux fragte, wo sie überhaupt hinfuhren. Das war, abgesehen von der neuen Aufgabe, das Einzige, worüber sie mit Lux redete.

Sein Telefon klingelt, er nimmt es von der schwarzen Küchenzeile und geht ran, die Augen zur Decke gerollt. So sieht er noch mehr aus wie ein Frosch, denkt Lux, die großen, vorgestülpten, weit auseinanderstehenden Augen über dem breiten Kiefer, die Oberlippe geschwungen wie die Maulkante einer Echse.

»Beeilt euch, wo seid ihr? Ja, ich hab ein ganzes Kilo, aber wenn ihr euch nicht beeilt, ist es weg.«

Kat geht zu den großen, bodentiefen Fenstern und zieht die Vorhänge auf. Die Fenster lassen sich nicht öffnen, weil es zu hoch ist, suizidal hoch. Er hatte Privatpilot gesagt, meint Lux sich zu erinnern, da ist es konsequent, im fünfzehnten Stock eines Hotels zu leben. Sie kann keine persönlichen Gegenstände in diesem Studio entdecken, bis auf seinen PC mit dem riesigen Bildschirm, ein bisschen Essen und sein Telefon.

Man könnte Kat schon wieder fotografieren, wie sie auf die Stadt hinuntersieht, und hätte eines dieser Bilder. *Einsames Mädchen vor amerikanischer Großstadt*. Und diesmal ist Lux tatsächlich schnell, nein, entschlossen genug, und Kat zu vertieft in diesen Anblick, als dass sie etwas ahnen könnte, Lux entsperrt das Telefon, fängt sie vor diesem Glitzern ein, tippt mehrmals auf den Auslöser, das kratzige Geräusch lässt Kat den Kopf wenden. Aber ihr Blick sagt nichts. Gar nichts. Nicht einmal ein Anflug von Ärger, sie dreht sich wieder zur Aussicht um, es ist ihr völlig egal, dass sie fotografiert wird. Im Gegenteil meint Lux zu sehen, wie sie den Rücken minimal ins Hohlkreuz drückt. Den Körper mehr zum S verformt, es geschieht fast automatisch. Die Schultern drücken sich ein wenig zurück, und das eine Bein ist sowieso schon angewinkelt, wie es sich gehört, all die Register sind gezogen, Lux drückt noch einmal ab, ein letztes Mal, und lässt das Telefon dann sinken.

Der Anblick draußen ist wie eine Fototapete, nur dass sie sich bewegt, wenn man genau hinsieht, alles leuchtet gold und lila, eine Mischung aus Puff und Walt Disney. Die relevante Welt in weißem Plastik nachgebaut. Die Lichter strecken sich flach in die Ferne, in funkelnden Adern, ein glitzernder Teppich, ausgebreitet bis zum Horizont, und alles schießt oder blinkt, das Springbrunnenwasser vorm Bellagio, das Riesenrad, der Eiffelturm, die Brooklyn Bridge, die Ameisenstraße der Autos, sogar der Himmel pulsiert als blaue, angestrahlte Decke über allem, die Kulisse von Las Vegas, in der Schlaf grundsätzlich nicht vorgesehen ist.

Lux sieht von der Seite, wie Kats Gesicht sich zu einem hypnotisierten Lächeln verzieht. Das Herz einer Motte, die sich an großen Glühbirnen verbrennen will, denkt sie und bekommt sofort Lust, sich mit ihr dort unten an allem zu verbrennen.

»Okay, umziehen. Wir treffen die anderen im Club«, sagt er, wirkt gestresst, vielleicht ist es aber nur das Koks.

»Hab nichts anderes«, sagt Kat gegen die Scheibe, immer noch wie gebannt. Lux ignoriert die Selbstverständlichkeit, mit der er diesen Befehl ausgesprochen hat, und dreht sich auch nicht um, in ihrem Rachen sickert es bitter. Der Hunger hat sich längst verzogen.

Er schnippst ein paarmal laut und zeigt auf einen schmalen Schrank in der Ecke des Zimmers.

»Dadrin. Nimm, was du willst.«

***

Dichter Dampf läuft gegen die Holztafeln an der Wand, im roten Licht der Lounge sieht es aus wie bengalisches Feuer. Eines der fremden Gesichter verschwindet in der Wolke, dann taucht es wieder auf, überraschenderweise völlig unverändert. Diese unbekannten Personen verschwimmen zu einem Brei an der Randzone von Lux' Wahrnehmung. Ihre Beine zucken im Takt der billigen, elektronischen Musik, die eigentlich zu laut ist, um zu reden, aber sie *reißt sich zusammen*, wie man bei ihr zu Hause sagen würde, wenn man langsam außer Kontrolle gerät, sie reißt sich zusammen und versucht zuzuhören.

»Das hab ich ihm zu verdanken«, sagt die Unbekannte und tätschelt den Oberschenkel des Piloten. »Alleine wär ich hier nie reingekommen, die lassen ungern Lesben rein, wegen der Quote, aber die meisten Ladys aus den Bussen bleiben irgendwann hier, und die wissen gar nicht, wie viele von denen eigentlich gay sind, oder kurz davor.« Sie redet schnell, als müsste sie alle Informationen vor dem nächsten Zug an ihrem Vapor unterbringen, und von nichts anderem als ihrer Freundin, die stumm und lächelnd neben ihr sitzt und sich eine ihrer Locken graulila gefärbt hat, als Zeichen ihrer Liebe. Der Dampf riecht süß und künstlich, Lux wird übel davon, sie hat das Gefühl, ständig den alten Kaugummi von jemand anderem im Mund zu haben. Sie hat ihren Namen schon zum dritten Mal vergessen, weil es sie einfach nicht interessiert. Ihr Blick fällt auf das Tattoo an ihrem Hals. Es sind Albrecht Dürers *Betende Hände* in dicken schwarzen Linien, die faltigen Fingerspitzen hören knapp unter ihrem Ohr auf und bewegen sich von der Sprechlawine, die aus ihrem Mund rollt. Es sieht so aus, als würden die Hände auch dafür beten, dass sie endlich aufhört zu reden, und Lux stellt sich vor, wie diese Frau jeden Abend auf die Knie fällt und betet, inmitten des Dampfes von tausend E-Zigaretten, die sie auf Messen verkauft, durchs Land ziehend, statt Bibeln jetzt E-Zigaretten und Liebe. Sie betet für den Tao-Nightclub, in dem sie ihre große Liebe kennengelernt hat, »diese Lounge hier, genau hier habe ich gesessen und sie von der Seite angestarrt, hypnotisiert, bis sie das Ufer gewechselt hat, ja, ja, ja.« Sie fummelt ständig an ihrer Freundin herum, Strähne hinters Ohr, Wange tätscheln, Taille kneten, und Lux will ihr am liebsten die Hand wegschlagen bei jeder einzelnen Geste, die diese Freundin zu einem Opfer macht, bis sie sich irgendwann fragt, woran man ein gutes Opfer eigentlich misst. An der Wortlosigkeit oder der Sanftheit, an der Lautstärke, in der jemand redet, an der Weichheit der Haut oder der Haltung der Schultern, wenn sie so nach vorne gekippt sind, als würde man sich halbherzig schon vor irgendetwas schützen wollen. Diese vorauseilende Schonhaltung ist wie eine ungewollte Einladung zum Verletzen. Irgendjemand könnte das falsch verstehen. Pärchengesten sind auch nichts anderes als Angriffe, denkt Lux und merkt gar nicht, wie sie die Mundwinkel angewidert nach unten zieht. Der Bass von der Tanzfläche zerrt an ihren Muskeln, sie kann hier nicht länger sitzen.

Es dauert etwa dreißig Minuten, bis die Gesichtszüge wieder stumpf werden, dreißig Minuten, bis der Heiligenschein nachlässt und von Gereiztheit abgelöst wird. Die sich aufhellenden Gesichter nach dem Schniefen, etwas, das unter der Haut leuchtet. Auch Kats Gesicht ist stumpf geworden, es ist das Einzige, was in Lux' Wahrnehmung noch scharf gestellt ist, sie hört nicht mehr zu, lässt den Blick im Raum schweifen, nippt an ihrer spendierten Margarita, irgendwer ist immer da, der einen aushalten kann, irgendwo ist immer jemand, dem das nichts ausmacht, und Kat hat recht, warum sollte man sich das nicht nehmen, es einfordern, mit einem ganz eigenen, ungeschriebenen Recht, seine eigenen Rechnungen machen?

Es wird alles wieder anders sein, sobald du diese Aufgabe erledigt hast. Dann seid ihr wieder auf Augenhöhe. Dann spricht sie wieder mit dir. Kat und Leon hatten recht, von Anfang an. Das einzige Mittel gegen Angst ist Mut. Es ist egal, wo man ihn hernimmt. Man muss seine Schwächen überwinden. Die Welt ist kein Ort für Loser. Man muss sich konfrontieren. Und klar, das alles wird irgendwann bloß wieder zu einer Geschichte, die man irgendwem erzählen kann, aber immerhin hat man dann etwas zu erzählen, etwas, das nicht nur im eigenen Kopf passiert ist.

»Was für ein Busunternehmen?«, fragt Lux laut und unvermittelt, um den Redeschwall zu unterbrechen.

»Davon rede ich doch die ganze Zeit. Sie fahren schöne Mädchen aus L. A. in die Clubs in Vegas. Für die Quote.«

»Wie heißt dieses Busunternehmen? Sind das Greyhound-Busse?«

»Keine Ahnung. Ist doch scheißegal.« Die Betende sieht gereizt aus.

Lux stellt sich vor, wie Kat damals aus Florida nach Detroit gefahren wurde, für die Quote, sie hätte für die ganze Stadt gereicht.

»Wie heißt du noch mal?«, fragt Lux, und jetzt zieht sich die Stirn der anderen ganz deutlich zusammen, ihre Oberlippe spannt sich an. Eine Mischung aus Ekel, Unverständnis und Beleidigtsein.

Es ist erleichternd, sich nicht mehr für andere Menschen zu interessieren.

Sie wendet sich ab, als es am Nebentisch laut wird, ein paar neue Flaschen Wodka kommen, und Lux zählt nach, zwei Männer, sechs Frauen, drei *schöne Mädchen* auf einen Typen, der aber nur zwei auf seinem Schoß balancieren kann, die Quote. Die engen Kleider schaffen es nicht über die Falte zwischen Arsch und Oberschenkel.

Für die Aufgabe muss es trotzdem jemand sein, den du nicht kennst. Jemand, mit dem du noch nicht geredet hast.

Kat hat sich ein schwarzes Kleid aus diesem Schrank in dem Apartment geangelt, der bis obenhin vollgestopft war mit Partyklamotten für Frauen, ein gerafftes, asymmetrisches, das eine ihrer Schultern frei lässt. Sie hat die offenen Haare über diese freie Schulter gelegt. Hier im Dunkeln kann man es kaum sehen, aber auf der Tanzfläche werden die Narben im Neonlicht zucken, und Lux beobachtet ihre Ungeduld. Das Wippen das Fußes, das ständige Ansetzen des Glases, der fahrige Blick. Zu dem Kleid trägt sie das Halsband, und genau wie Lux immer gedacht hat: Kat ist die einzige Frau in Amerika, vielleicht die einzige auf der Welt, an der es nicht billig aussieht.

Sie wartet auf dich. Sie will weitermachen, du musst das jetzt endlich erledigen. Kat hat ja recht, man muss sich abhärten, sonst geht man einfach unter. Sonst geht man so unter, wie du schon einmal untergegangen bist. Sie wird ja zu recht ungeduldig, Lux, worauf wartest du denn noch?

Die Tanzfläche sieht von oben aus wie eine ölige, schwappende Masse mit Tausenden Tentakeln. Auf den in die Luft gestreckten Armen reflektiert das Strobolicht, und die Musik stößt rücksichtslos in die Körper. Eine heilige Halle für das, was alle wollen: Drogen, Schwitzen, Ficken und einen Technobeat, der einem das Hirn zersägt.

Lux lässt die Augen weit offen, als das grelle Licht hineinfährt. Sie ist mitten in der Menge, ihr Körper hat sie dort hineingeschickt, und die Tanzfläche ist so voll, dass sie nicht mehr selbst stehen muss. Sie hat einen der Leuchtstäbe, auf denen »Tao« steht, in der Hand, aber lässt ihn fallen, als sie es bemerkt. Um sie herum mischen sich Parfüm und Schweiß. Der Bass hat ihren Herzrhythmus geändert, er weht an ihrem Körper entlang, durch die Haare auf ihren Unterarmen, er lässt ihr Hirn im Schädel vibrieren. Er dröhnt alles zurecht, alle Ansichten und Körperteile werden wieder an die richtige Stelle gerückt, zurückgeholt aus ihrer Zerfahrenheit, sich zurechtstampfen, sich zurechtrempeln und -schubsen, sich wieder zusammensetzen zwischen all diesen Körpern. Lux rammt ihre Füße in den Boden, in die Welt, zertritt ihre Zögerlichkeit, die sie nicht mehr leiden kann, gesteuert von diesem Lärm, der in einer chemischen Reaktion Energie erzeugt, der Kopf, als hätte jemand darin einen Baustrahler angeschaltet. Es ist so viel glitschige Haut um Lux herum, dass ihr Shirt nass ist.

Plötzlich sieht sie Kats Haare in der Menge. Weiß, zerzaust und zerrieben zwischen fremden Armen, Schultern, Nacken. Sie wechseln die Farbe, Rot, Grün, Blau, dann wieder Weiß. Lux drängt sich durch die Menge hin zum Blond, hin zum Altar, auf dem der DJ sich krümmt, steht plötzlich auf offener See, und Kat ist wieder weg, Tao-Leuchtstäbe überall. Über Lux schaukelt eine fast Nackte kopfüber auf einem Trapez, die Tanzenden greifen nach ihrem Haar, sie sieht aus wie Kat, und sie lässt Rettungsstäbe ins Schweißmeer regnen. Lux rutscht an Ärschen, Brüsten, Sixpacks und Fett vorbei, verlaufenes Make-up, Alkohol, geweitete Blicke, sie rutscht allen blonden Schöpfen hinterher und dreht die blonden Frauen um, eine nach der anderen, immer schneller und heftiger klappt sie sie um wie Memorykarten, bis sie anfängt, von der Anstrengung zu keuchen, aber keine von ihnen hat grüne Augen und ein Gesicht aus Stein, allen stehen die Münder offen.

Als sie sich aus der Menge herausgekämpft hat, angelt sie sofort eine Zigarette aus der Packung, die Strickjacke, die am Rand der Tanzfläche liegt, hat niemand mitgenommen. Sie rutscht ein paarmal mit dem nassen Daumen am Feuerzeug ab und nimmt einen so tiefen Zug, dass sie anfängt zu husten. Stützt sich am Hartplastikbuddha ab, der ungerührt im Clublicht lächelt, riecht an ihrem T-Shirt, erkennt aber keinen der Gerüche wieder. Sie dreht sich zur Tanzfläche um, ein Blick, der Kat nicht aus der Menge herausziehen kann.

Wenn du einen Magneten hättest, der sie zurückholt, wann immer du willst, wenn du ein unsichtbares Seil hättest, mit dem du sie an dich fesseln könntest, eine Kette an ihrem verdammten Halsband.

Ihre Augen brennen. Sie reibt darin herum, aber es wird schlimmer, sie reagiert allergisch auf all den fremden Schweiß, der sich auf ihr verteilt hat, muss die Augen zumachen, bis ihre eigene Tränenflüssigkeit alles absorbiert hat. Die pumpende Lunge beruhigt sich, das überanstrengte Herz. Sie ist immer noch irgendwo hier, denkt Lux.

Als sie die Augen blinzelnd wieder öffnet, bemerkt sie, dass sie am Ende des Ganges steht, der aus dem Club herausführt. Sie hatte die Frauen natürlich gesehen, als sie vor ein paar Stunden hineingingen, da war es noch einigermaßen irritierend und sensationell, dass der Gang von halb nackten Asiatinnen gesäumt wird, die sich in kleinen goldenen Badewannen voller Rosenblätter räkeln. Aber gerade kommt oder geht niemand, sie müssen nicht tanzen und sitzen auf den Rändern der Badewannen. Checken ihre Smartphones mit hängenden Schultern und vorgereckten Bäuchen, unvorteilhafte Körperhaltungen, die selbst verschwindend dünne Frauen angeblich fett aussehen lassen. Sie haben anscheinend keine Angst, dass die Geräte ins Badewasser fallen könnten, sind völlig woanders, uninteressiert am Geschehen in diesem Club, versunken in ihren Leben außerhalb davon, einfach eine Menge gelangweilter Menschen. Und schlagartig reizt es Lux, ein paar Schritte in den Gang zu setzen, um zu sehen, wie sie automatisch wie elektronische Schiebetüren aufspringen und sich innerhalb einer Sekunde zu Dekoration verwandeln. Perfide immer wieder rein- und rauszugehen in diesen Gang und zu beobachten, wie der Mechanismus anspringt und wieder aussetzt.

Als sie bemerken, dass Lux durch den Gang geht und ihnen zusieht, langsam und rauchend, fangen sie tatsächlich wieder an, sich träge zu räkeln. Sie tanzen auf der Stelle, das ist ihr Job. In manchen Badewannen sind zwei Frauen, deren Hintern sich beim Tanzen berühren. Tao bedeutet Weg, denkt Lux und geht hindurch, alleine, wie ein Geist, die Blicke der Tänzerinnen streifen sie ohne Fragen.

Die straffe Haut an ihren Hintern. Lux bleibt stehen und starrt diese hin und her wackelnden Stücke Fleisch an wie ein Hypnosependel. Sie tragen Tangas und auf die Nippel geklebte Rosenblätter, auch die Badewannen sind voll mit Rosenblättern, und sie schöpfen Wasser und lassen es über ihre Körper laufen, als wollten sie sich sauber machen. Lux muss lachen. Eine der Frauen sieht irritiert auf.

Sie klemmt sich die Zigarette zwischen die Lippen, zieht die Jacke über das nasse Shirt und tastet nach den Klingen. Inhaliert den Rauch wieder zu heftig, wie eine Anfängerin, und hustet.

Das Blut wäre unsichtbar zwischen den Blütenblättern. Es würde sich mit dem Wasser vermischen, das ihnen die makellosen Schenkel hinunterläuft.

Alle haben schwarze, glatte Haare, die beim Tanzen hin und her wiegen, nur eine trägt sie hochgesteckt, Holzstäbchen kreuzen sich auf ihrem Kopf, und natürlich ist eine Blume hineingesteckt. Sie lässt die Hände ihren Körper hinuntergleiten und sieht ihnen dabei nach, als gehörten sie jemand anderem, du starrst auf das straffe Fleisch und nein.

Du kannst das nicht machen.

Lux legt die Arme um den Oberkörper und geht mit gesenktem Blick durch den Gang. Sie ist fast am Ende, aber da zieht etwas an ihr, als wäre sie angebunden. Sie bleibt stehen.

Es ginge so schnell. In jemand anderen eindringen. Eindringen wollen. Ist so natürlich wie Hunger.

Sie dreht sich um, der Gang liegt wieder vor ihr, an seinem Ende zuckt das Licht über der tanzenden Menge. Sie fixiert die Frau mit den hochgesteckten Haaren. Lässt die Hand in die Tasche gleiten, nähert sich langsam, als wollte sie sie nicht aus dem Konzept bringen. Wie bei einem Tier, das gerade frisst, keine hastigen Bewegungen. Wie sie schauen würde, denkt Lux und führt die Zigarette ein letztes Mal zum Mund. Ein Moment, in dem sich das Gesicht nicht zwischen Schmerz und Erstaunen entscheiden kann.

Wozu all diese Unversehrtheit? Für wen? Du musst ihr nur einen einzigen Schnitt zufügen, das reicht schon, mehr musst du nicht tun. Es zu filmen, das kriegst du schon hin, jemanden verletzen und es filmen, hat Kat gesagt, das macht Sinn. Wie sollst du sonst beweisen, dass du das erledigt hast, man braucht immer Beweise, Videos sind Beweise für die Realität.

Ein schwarzer Lederhandschuh packt plötzlich ihren Oberarm, ein paar Meter von der Badewanne entfernt. Lux sieht den Handschuh an, dann den Anzug dahinter. Blickt in das verkabelte Gesicht eines großen, glatzköpfigen Mannes.

»Sie dürfen hier nicht rauchen.«

»Was?«

»Zigarette aus.«

Durch das Kabel an seinem Ohr rauschen Befehle. Lux sieht die Zigarette in ihrer Hand an, diesen Stummel, den sie mit ein paar Zügen fast bis zum Filter runtergeraucht hat. Sie hält ihn zwischen Daumen und Zeigefinger. Er drückt zu, weil sie nicht reagiert, er presst ihr seinen Abdruck auf die Haut, und da reagieren nur ihre Finger, automatisch. Die alte Geste, Leons Trick, ein Schnippen, Daumen gegen Zeigefinger, und die Kippe fliegt los, steigt, dreht sich in der Luft, der Rauch wirbelt hinterher. Sie erreicht den höchsten Punkt des perfekten Bogens, dann Abflug, sinkt, raucht und landet in der Wanne zwischen den Rosenblättern. Lux meint, ein Zischen wahrzunehmen, und ein kurzer Schrei wird ausgestoßen, den man fast nicht hört, so zierlich kommt er aus diesem perfekten Körper heraus, der aufgehört hat, sich zu schlängeln.

18

Man muss sehr weit raus aus Las Vegas, wenn man keine Lichter mehr sehen will. Aber es ist eigentlich egal, in welche Richtung man sich entfernt, denn die Stadt ist eine amerikanische Enklave in einer Landschaft, die zu einem anderen Planeten gehört. Das staubige Nichts, das sich darum ausbreitet, ist absolut. Es ist nur wichtig, dass man geradlinig geht, weg vom Neon, immer geradeaus, auch wenn das zurückgelassene Leuchten in den Augen einen vorerst blind macht.

Tagsüber würde Lux eine Ebene mit gefurchten Hügeln sehen, dicht gepresste, gelbliche Staubberge, die so aussehen, als hätte ein Überirdischer vor Jahren einmal Wasser darauf laufen lassen. Es hat sich auf ein paar verzweigten Wegen hindurchgefräst, und nur die getrockneten Spuren davon sind geblieben, denn das Wasser hat hier überhaupt keine Chance. Es ist lächerlich.

Jetzt, nachts, wird es nur immer schwärzer, je weiter sie sich von der Stadt entfernt. Die Autobahn, die kreisförmig darum läuft, muss sie noch passieren, dann kann sie die Sterne vielleicht wiedersehen. Lux verlässt den Strip, die Hotelgebiete, die Wohn- und Industriegebiete, sie dreht sich nicht um und dringt ein in ein anderes Land. Erst hat sie sich mitnehmen lassen, »Westen, weg von den Lichtern«, hat sie nur gesagt, als die Frau sie fragte, wohin sie denn müsse, und irgendwann ist sie einfach ausgestiegen und weitergelaufen.

Sie stößt mit dem kaputten Knie gegen Beton. Ihr Schmerzlaut wird von der Schwärze verschluckt. Wie eine Idiotin, denkt sie und zieht scharf Luft ein. Sie hat es im Dunkeln nicht kommen sehen und sich geweigert, ihr Telefon zu benutzen, seit sie Kat die letzte Nachricht geschrieben hat. Aber jetzt holt sie es raus, keine Antwort, natürlich, schaltet die Taschenlampe ein, leuchtet die Hürde vor sich ab. Es ist die Begrenzung der Autobahn, auf der sie von Weitem immer wieder Scheinwerfer sehen konnte, weiße Punkte, die am Horizont entlangschossen.

Wohin gehst du eigentlich?

Wie betäubt schwingt sie ein Bein nach dem anderen über die Grenze und geht langsam über die stille Asphaltbahn. Nachdem sie auf der anderen Seite ein paar Minuten weitergegangen und immer langsamer geworden ist, bleibt sie stehen, den Strahl der Taschenlampe auf das staubige Nichts zu ihren Füßen gerichtet.

Du verstehst die Leute nicht mehr. Die Körper waren echt, die Gespräche nicht, es liegt sicher nicht an den Amerikanern, die Leute sind auf der ganzen Welt gleich, aber du verstehst sie nicht mehr.

Lux steht in der Wüste. Normalerweise käme in diesem Moment die Glocke und würde sich über sie senken. Sich wie ein riesiger gläserner Schröpfkopf am Boden festsaugen. Sie flöge heran, von einem anderen Planeten – ein schadenfroher Scherz, den sich eine höhere Macht schon länger mit ihr erlaubt und den sie nicht kontern kann, weil er so gemein ist, dass ihr die Schlagfertigkeit dazu fehlt. Ein Mensch im Vakuum, eingesperrt und abgeschnitten vom Rest, wie witzig das von oben zu beobachten sein muss. Die Verzweiflung über die Einsamkeit, das Luftausgehen, das vergebliche Anrennen gegen die dicken Glaswände, die Erschöpfung, wie eine dumme Fliege, die nicht mehr aus dem gekippten Fenster kommt.

Lux wartet ab. Aber diesmal passiert es nicht. Es bleibt leer und staubig um sie herum. Zögerlich schaltet sie die Taschenlampe wieder aus und geht langsam weiter, jetzt Schritt für Schritt, ohne

Zielstrebigkeit, ohne zu wissen, wohin, die Hände halb vor sich gestreckt. Die Nachtkälte stößt an ihre Haut, ihre, Kats Klamotten sind noch feucht vom Tanzschweiß. Immer noch keine Sterne, als sie nach oben sieht.

Irgendwann verschwindest du. Du gehst noch ein paar Minuten, noch ein paar Meter, dann verschluckt es dich. Dann bist du weg.

Vielleicht besser so.

Sie rechnet fest damit, stattdessen stößt ihr Fuß gegen etwas. Sie tastet, es scheppert leise, und da sind Maschen zwischen ihren Fingern, drahtige Zaunmaschen. Sofort muss sie an den Bahnhof in Detroit denken und merkt gar nicht, wie sich ihr Mund zu einem Lächeln verzieht.

Die Flasche, die dahinter im Lichtkegel aufleuchtet, irritiert Lux. Sie hätte keine menschlichen Spuren hier vermutet. Aber der Boden ist voll davon, auf ihrer Seite des Zauns und auf der anderen. Silberne Verpackungen von Süßigkeiten, die wie Kostbarkeiten aufglänzen. Plastiktüten. Ein Flip-Flop, der mit der Sohle nach oben liegt, der Mittelsteg ist abgerissen und ragt verdreht hervor. Sie untersucht den Boden fiebrig, ist doch eigentlich hierhergekommen, um dem Müll zu entgehen, den Menschen.

Der Zaun zieht sich quer vor ihr in die Länge, und Lux geht ein Stück daran entlang, bis er plötzlich aufhört.

Da ist ein Eingang, eine Art Tor. Sie fährt die Grenze zwischen Beton und Dunkelheit ab. Steht da und guckt, ratlos, bis ihr Körper in einem unachtsamen Moment einfach weitergeht. Erst verändert sich der staubige Boden nicht, doch dann ist da fleckiger Beton. Eine glatte Fläche, die sich sanft absenkt, hin auf einen Punkt, den ihre Taschenlampe noch nicht erreicht. Es geht bergab.

Ein Betontor, das in den Boden hineinführt, ein Tunnel. Das Schwarz in dem eckigen Loch ist hart und unzerteilbar. Die dichten Spinnweben an den Wänden des Eingangs glitzern nicht, sie sind dreckig und alt, der Boden ist grün von getrockneten Algen. Schleim.

Sie starrt in die Dunkelheit des Tunnels, aber er bleibt ihr ein Rätsel.

Das ist eine andere Art von Dunkelheit, nicht dieselbe wie im Wald. Eine schlimmere Art von Schwarz.

Ihre Schritte werden immer kleiner. Plötzlich senkt sich der Boden noch einmal, und sie zieht die schlechte Luft, eine Mischung aus feuchtem Keller, umgekipptem See und Pisse, ein. Die Linie zwischen dem Licht der Taschenlampe und der Dunkelheit ist so scharf, dass die Gegenstände auf dem Boden viel zu plötzlich auftauchen. Zerdrückte Bierdosen und ein Haufen dreckiger Kleidung. Ein paar Meter weiter ein kaputter Klappstuhl, dessen Rot so ausgeblichen ist, dass er die Farbe von Krabbenschale angenommen hat. Flaschen, Pappe, eine Hand, was, nein, ein Handschuh. Irgendwo aus der Schwärze kommt ein leises Rauschen wie von einem weit entfernten Kanal. Vielleicht führt dieser Tunnel zu den unterirdischen Wasserreservoirs von Las Vegas, denkt sie, und leuchtet an die Decke, die immer niedriger wird. Sie zwingt sich, ruhig zu atmen.

Beim nächsten Schritt legt sich etwas Kaltes, Dünnes auf ihre Beine.

Sie reißt das Licht nach unten. Ein gelbes Absperrband ist zwischen die Tunnelwände gespannt, mit Tape an den Beton geklebt, unordentlich kreuzt es von links nach rechts. Die Wände sind voll mit Graffiti, Tags und Sprüchen, ab und zu eine offizielle Markierung, die Lux nicht entschlüsseln kann. Da sind auch Herzen. »Peter & Jessie«, »Brittany & Mark«, aber welches Liebespaar würde sich hierher verirren?

Lux zögert. Duckt sich dann unter dem Band hindurch. Ein paar Schritte weiter, bei dem Herz, in dem »Gloria & Dustin« steht, befällt sie die Vorstellung, dass es Leute sein müssen, die hier nicht wieder rausgekommen sind. Ihr Magen zieht sich zusammen. Sie will wieder umdrehen, aber kann sich nicht bewegen, das Licht will weiter nach vorne tasten, die Beine machen immer noch, was sie wollen. Von dem Punkt aus, wo sie steht, kann sie etwas deutlich Geschriebenes an der Wand erkennen, das aus den großen und unbeholfenen Sprühbuchstaben herausfällt. Sie muss an Kats Buchstaben an der Wand in Detroit denken, sie sind genauso schief, hier spielt auch jemand, denkt sie beunruhigt, und nähert sich:

REGELN
1. NICHT JAMMERN
2. NICHT HEULEN
3. KEINE DROGEN (AUßER DU TEILST)
4. DU MUSST NICHT GEHEN, ABER DU WIRST
HIER NICHT BLEIBEN
5. KEINE BULLEN (ABSOLUT KEINE BULLEN)

Der Kegel der Taschenlampe zittert ein wenig auf der Wand. Lux hält den Atem an und horcht, aber es ist nichts zu hören, kein Jammern, kein Heulen, nur das merkwürdige Rauschen. Es gibt nur dort Regeln, wo es Menschen gibt, denkt sie wie ein Kind. Die faulige Luft staucht ihre Lunge. Und die Schwärze des Tunnels ist wie ein Hintergrund für die Bilder, die automatisch in ihr aufsteigen: knochige Junkies auf feuchten Matratzen, ausgefallene Zähne, schmutzige Hände mit langen Krallen. Ihr Herz klopft schnell, kein bisschen abgehärtet.

Sie sieht auf dem Display nach. Kein Empfang. Der Akku halb voll.

Zählt bis zehn – und geht dann weiter.

Wahrscheinlich zerren gerade irgendwelche Hände an Kat, Hände, die das schwarze Kleid auf ihrem Körper herumschieben, rauf und runter, daran ziehen, es ausziehen wollen, irgendwer, egal, wer, während Lux die Taschenlampe ein paar Meter vor sich auf den Boden gerichtet hält. Oder sie sitzt auf einem samtigen Loungesessel, mit überschlagenen Beinen, die in ihre schlanken Knöchel auslaufen, die in die klotzigen Hufe übergehen, und sie wippt mit dem Klotzfuß, liest Lux' Nachrichten, befindet es für unnötig zu antworten. Wartet, bis sich wieder eine Gelegenheit bietet, die Langeweile für kurze Zeit zu zerreißen, es ist so langweilig, wenn man nicht spielt, Kat, du hast ja recht.

Irgendwann bleibt die Temperatur konstant. Es ist gerade so kühl, dass Lux' Haut ständig zwischen Glätte und Gänsehaut wechselt. Sie kann die Entfernungen nicht schätzen, verliert nach und nach das Maß für ihre Schritte, arbeitet sich einfach weiter nach vorne, ohne zu wissen, warum. Wie ein Wüstentier gräbt sie sich instinktiv in die Erde, keine Temperaturschwankungen, keine Hitze. Es ist halb fünf, und draußen wird die Nacht vielleicht schon blau.

Nach einer Weile taucht rechts von ihr ein Seitenarm des Tunnels auf. Vielleicht bildet sie sich das nur ein, aber doch, es ist dort ein bisschen heller.

Du darfst auf keinen Fall vergessen, wo du abbiegst.

Sie wühlt in ihrer Tasche. Ihr Pass, in dem immer noch das ausgedruckte Hinflugticket gefaltet ist, das leere Portemonnaie, der Zehner, ihr Ladekabel, die Schachtel Camels und das Feuerzeug mit dem Luchs.

Sie nimmt das Flugticket, reißt ein Stück ab und knüllt es zusammen. Dann legt sie die kleine Papierkugel in das trockenste Eck des Tunnels, um zu markieren, woher sie gekommen ist. Lux schnaubt auf, lacht, wie Kat darüber lachen würde, es verhallt ungehört.

In dem helleren Tunnelzweig senkt sich der Boden noch einmal, und plötzlich ist alles nass. Das stinkende Wasser läuft schockierend kalt in ihre Turnschuhe. Das Rauschen wird lauter.

Es ist ein Schacht. Ein vergittertes, quadratisches Loch in der Betondecke, durch das sie sehen kann, dass es draußen langsam hell wird. Lux hört Verkehr über sich und vereinzelte menschliche Stimmen, direkt über ihr ist ein Stück Las Vegas.

Kat ist dort oben irgendwo.

An der Tunnelwand sind Eisenbügel eingegossen. Kurz versucht Lux, durch den Schacht an die Oberfläche zu klettern, aber ihre nasse Sohle rutscht am ersten Bügel ab.

Du bist eingesperrt.

Sie leuchtet nach unten, um den Wasserspiegel wiederzufinden, das Licht zittert an der Wand entlang, tanzt nach unten, und Lux schreit.

Sie sind unten an der Wand, nah am Wasser, es sind zwanzig oder dreißig fette, braun glänzende Kakerlaken, die jetzt aufgeregt über die Wand schießen, krabbeln, rennen, und Lux schlägt Wellen im Tunnelwasser, als sie zurückstolpert. Zwischen ihnen sitzt der größte Flusskrebs, den sie je gesehen hat, und die braunen, fetten Körper sausen um ihn herum wie um eine Königin. Als sie ihn mit dem Licht streift, klappt er seine riesigen Scheren auf und zu und lässt sein gegliedertes Hinterteil in kleinen Schüben ins Wasser rutschen.

Lux rennt, achtet nicht mehr darauf, wie laut sie ist, Spinnweben streifen ihr Gesicht, sie fährt sich mit Gewalt darüber ohne anzuhalten, läuft weg, raus hier, schneidet mit der Taschenlampe eine Schneise für ihren Körper durch die Dunkelheit.

Irgendwann hören ihre Schritte auf zu platschen, und auch das Geräusch des überirdischen Verkehrs ist weg, es macht dem Rauschen des Tunnels wieder Platz. Ihr Atem pfeift laut zwischen den Betonwänden, als wäre der Tunnel zur Lunge geworden. Die Atemwege von Las Vegas, der Stoffwechsel findet hier unten statt, und Lux weiß nicht mehr, wo sie ist, hat sich verlaufen, spürt es krabbeln, fährt sich panisch mit dem rechten Arm über den linken, ihr Lichtstrahl tanzt fahrig über die Wände, ein Wimmern, gerade noch rechtzeitig stoppt sie keuchend, bremst sich ab, weil da wieder etwas auf dem Boden auftaucht.

Ein Wellblech. Mitten in den Weg gelegt. Sie braucht ein paar Momente, bis sie versteht, dass jemand es als Warnsystem benutzt. Für Leute wie sie, für Eindringlinge, Elendstouristen, Spanner.

Du zerknüllst Flugtickets zu Brotkrumen. Du musst hier raus, Lux, du musst dringend zu Kat zurück.

Ein Husten. Nur ein kurzes, das sofort wieder verhallt, aber es war eindeutig eine Frau. Lux erstarrt. Eine Ewigkeit vergeht in der Dunkelheit.

»Hello?«, sagt sie irgendwann, so leise, dass es nicht einmal den Herzschlag in ihren Ohren übertönt.

Vielleicht hat sie sich auch verlaufen.

Ihr rechter Fuß setzt vorsichtig einen Schritt an dem Blech vorbei an eine freie Stelle.

Das Nächste, worauf ihr Licht trifft, ist ein Vorhang, vor dem blaue Plastikkisten gestapelt sind, wie von einem Fischmarkt. Lux schlägt sich die Hand vor Mund und Nase und richtet das Licht schnell auf die Wand, versucht, normal zu atmen, aber der plötzliche Uringestank ist kaum zu ertragen. Alles ist auf die Seite des Tunnels geräumt, der nicht unter Wasser steht. Der Vorhang ist schmutzig weiß, mit Tape an die Decke geklebt.

Konservendosen. Eine Packung Cheerios, zwei riesige Plastikschaumbecher von McDonald's, Fetzen, vielleicht Klamotten, und Plastiktüten in einem Einkaufswagen.

Da ist die Frau. Sie schläft auf einer Matratze, die sie auf die Plastikkisten gelegt hat, damit das Wasser sie nicht aufweicht. An der Wand kleben Fotos. Ein Rollkoffer ist in die untere Ablage des Einkaufswagens geschoben. Teelichte, ein Paar zerbeulte Schuhe, eine große Plastikschüssel, in der eine Zahnbürste liegt. An ihrem Fußende steht ein Eimer, in den Lux nicht hineinsieht. Und aufgeweichte Bücher, vor Nässe gewellte Zeitschriften. Lux sieht nur ihren zerzausten Hinterkopf. Ihr Körper ist unter einer gelben Bettdecke versteckt.

Beim nächsten rasselnden Husten fängt Lux wieder an zu rennen.

Eine Kreuzung, aber sie vergisst ihre Papierkrumen, als wieder eine schwarze Plastikplane auftaucht, die den ganzen Tunnel versperrt, sie flieht davor, doch im nächsten Arm sind noch mehr Lager, hier sind Menschen, Isomatten, Zigarettenstummel, Matratzen auf dem Boden, feuchte Decken, überall die blauen Plastikkisten, jemand, der bewusstlos neben einer Pfütze schläft, ein faltiges, graues Gesicht mit einem löchrigen Bart, die zahnlosen Wangen eingefallen, ein runder Schädel ohne Haar, wie tot, sie hört jemanden reden in einer anderen Abzweigung, ausgespuckte Wörter, überall sind kleine Lichter, Kerzen, Taschenlampen. Ihr Keuchen im Tunnel, ihre Sohlen im Wasser, rutschig, und sie rennt an jemandem vorbei, einem langhaarigen Menschen, der mit einer Stirnlampe Karten auf dem Boden legt. Pappe, Zelte, Flaschen, graue, von der Dunkelheit gebleichte Haut, und die Plastikboxen, die blauen Plastikboxen überall. Das Blut in Lux' Adern pumpt, es schwappt gegen die Betonwände, wie wildes Wasser rauscht es, eine Flut, die Las Vegas zusammenbrechen lassen will, kein Mensch darf so schlafen, in diesem dreckigen Grab, und die glitzernden, blinkenden Lichter wühlen laut in ihrem Kopf, sie rennt, will an das Ende dieser Betonhölle, jemand ruft etwas und lacht, an den Ausgestoßenen vorbei, die sich vom Müll der Überirdischen ernähren müssen, sie rennt weiter hinein, bis sie kein Licht mehr sieht, bis ihre Sohlen den Halt verlieren, rutscht aus, nicht fallen, ist das Letzte, was sie denkt, bevor sie stürzt und die Dunkelheit mit einem Schlag auch in ihr ist.

Als Lux die Augen wieder öffnet, sitzt Kat ihr gegenüber. Sie trägt ein pastellfarbenes Minikleid mit psychedelischem Muster, das um ihren Hals geschlossen ist, hat die Beine übereinandergeschlagen und raucht. Ihr Fuß wippt. Gegen das dreckige Flutwasser scheint sie immun zu sein, ihre Klamotten sind trocken und leuchten.

Es ist ruhig. Lux sieht sich um. Der Tunnel ist weg, und stattdessen sitzt sie in einem schwarzen Würfel.

Ihr seid wieder zu zweit, und es gibt hier keine Plastikkisten.

Sie hört nichts außer dem Atem, mit dem Kat den Rauch ausbläst. Als sie nach oben sieht, ist da der Himmel in einem quadratischen Ausschnitt ohne Gitter. Keine Stadt, kein Verkehr, keine Betrunkenen. Sie kann ein Stück der Milchstraße sehen, und die Sterne sind so dicht und so nah, als würden sie sich zusammendrängen, um neugierig einen Blick in den Würfel zu werfen. Kat lässt ihre Zigarette zischend in die Pfütze fallen, die den Boden dünn bedeckt. So habt ihr auch am Anfang dagesessen, in diesem kaputten Haus, denkt Lux und lächelt Kat an. Kat lächelt zurück.

»Schön, nicht?«

Lux nickt. Sie hat ihre Beine an den Körper gezogen und mit den Armen umschlungen, schaukelt vor und zurück, sodass das Sternquadrat über ihr schwankt. Das Wasser plätschert leise um sie herum, aber es ist warm. Mit zusammengekniffenen Augen prüft sie, ob ihr irgendeine der Konstellationen bekannt vorkommt.

Kat zündet sich sofort die nächste Camel an, noch bevor der Rauch der letzten Zigarette sich ganz aufgelöst hat. Das Feuerzeug legt sie einfach zurück in die Pfütze. Das Wasser scheint es nicht zu beschädigen.

Lux erkennt nur den Großen Wagen, wie immer nichts als den Großen Wagen. Sie hat sich nie um andere Konstellationen bemüht. Als sie den Blick senkt, merkt sie, wie Kat sie unbeweglich ansieht. Als würde sie auf etwas warten.

»Welche nimmst du?«, fragt sie und lächelt.

»Was?« Lux versteht nicht.

»Wen du nimmst?«, fragt Kat wieder.

»Was meinst du?«

»Diese Ratten im Tunnel.« Kat nickt nach oben in Richtung Himmel, als sie Tunnel sagt. »Welche bringst du um? Die mit dem Husten?«

Ratten?, denkt Lux, und zögerlich sagt sie: »Ich hab nur Krebse gesehen.«

Ein schnaubendes Lachen, Lux versteht nicht. Sie ist verunsichert über Kats plötzliche Gereiztheit.

Es ist warm hier, ihr habt die Sterne, und ihr seid zu zweit. Alles ist gut.

Kat zündet sich die nächste Zigarette an, zieht stark daran. Sie ist von einer ständigen Rauchwolke umgeben. Wenn sie spricht, formt jedes einzelne Wort eine neue vor ihr.

»Deine Haare leuchten wirklich im Dunkeln«, sagt Lux.

»Was willst du mit ihr machen?«, fragt Kat und ignoriert Lux' Bemerkung, sie wippt jetzt ungeduldig mit dem Fuß. »Du bist sonst raus, *darling*. Also was? Wie machst du es?«

Lux starrt sie an. Da erinnert sie sich an die hustende Frau unter der gelben Bettdecke. Ihr bleiben die Worte in der Kehle stecken.

»Mein Gott, was ist denn *los* mit dir?«, fragt Kat und verdreht die Augen, zwei große, rotierende, grüne Murmeln. Die Rauchwolken stoßen schnell aus ihrem Mund.

»Du bist dran, schon vergessen?« Kat ist mit einem Mal so genervt, lenkt ihren Blick wieder nach oben, in Richtung Himmel, und erst jetzt sieht Lux, dass an der Wand des Würfels wieder die Eisenbügel sind, mit denen man aus dem Tunnelsystem klettern kann.

»Aber das war doch nie die Absicht …«

»Was?«

»… irgendwen zu …«

Kat lacht, und wieder stößt eine große Rauchwolke aus ihrem Mund. »Du willst mich wirklich verarschen«, sagt sie und steht auf. Um ihre Sandalen platscht das Wasser, aber sie ist völlig trocken.

»Da.« Kat hat sich wieder eine angezündet und zeigt verärgert mit der Zigarettenhand in eine Ecke des Würfels.

Der Badschrank aus dem Apartment des Piloten. Er ist vollgestapelt mit Rasierern und Klingen. Sie sind alle neu und scharf, in Pappkartons verpackt.

»Sie verhungern hier doch sowieso«, sagt Kat, plötzlich wieder abgekühlt, und zündet sich schon wieder die nächste Zigarette an der vorherigen an. »Die Krabben reichen nicht für alle.«

Lux schüttelt den Kopf. »Lass uns einfach weiterfahren, Kat«, sagt sie, da fällt ihr Blick auf den Flusskrebs an der Wand, er sitzt unter den Eisenbügeln und ist größer als in ihrer Erinnerung, lässt sich jetzt langsam mit dem Hinterteil auf den Boden rutschen, näher an sie heran. Sie springt auf.

Kat lacht. »Du hast sogar Angst vor einer Krabbe.«

»Das ist ein Flusskrebs!«, schreit Lux.

»Nimm die Klingen mit.«

»Nein«, Lux schüttelt den Kopf und schlägt die Hände vors Gesicht, »nein.«

»Oder das Feuer. Kannst ihre Matratzen anzünden.« Kat hält ihr das Feuerzeug mit dem kleinen Luchs hin. »Los, nimm.«

Sie sieht durch ihre nassen Finger hindurch, wie Kat es in die Nähe des Krebses legt. Sie streichelt ihm über den Kopf, als wäre es ein zahmes Haustier. Er wackelt mit den Fühlern.

»Fass ihn nicht an!«, schreit Lux und stolpert noch ein paar Schritte zurück, bis sie mit dem Rücken gegen die Wand hinter sich stößt.

»Hm«, sagt Kat und sieht sich in dem Würfel um, sieht auf ihre hohen Schuhe hinunter, »wenn du weiter so heulst, läuft hier alles voll.« Kleine Wölkchen, als sie kichert.

»Ich kann nicht«, Lux spürt, wie ihre Tränenkanäle sich mit immer mehr Tunnelwasser füllen, unkontrolliert.

»Lass uns hier raus und das Auto nehmen und dann einfach weiterfahren«, schluchzt sie und schüttelt den Kopf. Die Tränen ziehen feuchte, breite Bahnen über ihr Gesicht. »Lass uns einfach weiterfahren, bitte, wir sind doch schon fast am Meer«, weint sie, und das Wasser steigt, läuft in ihre Turnschuhe. »Ich komme hier doch gar nicht alleine raus.«

»Ist doch ganz einfach. Hier, mit den Eisenbügeln«, sagt Kat.

»Ich weiß doch nicht mehr, wo sie liegen.«

»Du folgst einfach den Papierknöllchen, dann findest du sie wieder.«

»Ich kann nicht rausklettern mit meinem Knie.«

»Was ist damit?«

»Aufgeschlagen.«

»Man sieht aber gar nichts.«

Lux sieht an sich hinunter. Die Haut am Knie ist völlig unversehrt.

»Da, siehst du. Und jetzt hoch mit dir!«

Lux läuft das Wasser in Sturzbächen aus den Augen.

Plötzlich packt Kat sie an den Oberarmen. »Entweder sie oder du. Irgendwer muss verlieren, Lux.« Kats Blick sticht. »Irgendwer muss immer verlieren. Leon wusste das. Er hat rechtzeitig aufgegeben.«

Lux schüttelt immer noch den Kopf, das Wasser spritzt.

»Außerdem frisst er dich sonst!« Der Flusskrebs klappt seine Scheren auf und zu, sie klacken laut und trocken.

Kat schiebt sie mit Gewalt in Richtung der Eisenbügel, Lux versucht dagegenzuhalten. »Lass uns weiterfahren«, wimmert sie immer wieder, versucht, ihre Arme aus Kats viel zu festem Griff zu befreien. Lux' Haut fängt an zu brennen in diesem Schraubstock, sie brennt wirklich wie Feuer, und Lux will sie ins Wasser tauchen, muss sie herunterdrücken, Kats Hände auf ihrer Haut tun plötzlich so weh, dass sie die Arme panisch herunterreißt. Die halb gerauchte Zigarette fällt, Kat fällt auf die Knie, Lux drückt sie herunter, die Arme ins Wasser, löscht den Brand, es zischt, und sie drückt Kat fester in das dreckige, veralgte Pfützenwasser.

»Du machst es!«, schreit Kat schrill. »Du machst es sowieso!«, schreit sie noch mal, aber das letzte Wort kommt nur gehaucht aus ihrem Mund, wie ein aggressives Fauchen. Ihre Haarspitzen hängen im Wasser, sie liegt darin und tastet wild nach der Schachtel Camels.

»Lass uns weiterfahren«, bittet Lux noch einmal, aber Kat wirft ihr nur einen letzten, brennenden Blick zu, dann rafft sie sich hoch, jetzt ist sie auch nass, der grüne Schleim hängt ihr im Haar, im Gesicht, auf dem Kleid, und sie faucht, rennt auf die Eisenbügel zu, klettert die Wand des Würfels hoch, so schnell wie eine Kakerlake, und der letzte Zipfel ihres Kleides verschwindet am Rand des Sternenquadrats.

Lux löst die Lider voneinander und erschrickt über ihre Blindheit. Ihre rechte Wange liegt auf dem harten Boden. Ihr ganzes Gesicht ist nass, das Tunnelwasser ist ihr bis zum Mund gekrochen. Sie zittert. Ihre ganze Vorderseite fühlt sich taub an, der Kopf pulsiert schmerzhaft an der Schläfe.

Sie tastet nach dem Telefon, aber findet es nicht. Ihr Herz pumpt schreckhaft im kalten Körper. Ihre Klamotten haben sich mit dem dreckigen Wasser vollgesogen, und als sie versucht, sich vom Boden abzustützen, gleiten ihre steifen Hände sofort auseinander. Sie krallt sich mit den Fingern in den Algendreck, rutscht immer wieder aus, irgendwann schafft sie es auf die Knie.

Sie findet das Telefon in der Nähe ihrer Füße. Es ist nass, aber geht noch. 5:34 a. m. Sie kann nur ein paar Minuten hier gelegen haben.

Als sie nach oben leuchtet, ist über ihr die Betondecke. Keine Sterne, keine Krebse. Keine Rasierklingen.

Keine Kat.

Lux hält still. Versucht, sich zu beruhigen. Der Traum steckt ihr klamm im Körper, hat das Herz befallen, das nicht aufhören kann, wild zu pumpen, sie hat Angst, dass es durchdreht, muss sich mühsam Kats unwirkliche Sätze ausreden.

Wie machst du es?

Kat würde so etwas nicht sagen. Und es gibt hier keine Rasierklingen.

Sie würde so etwas nicht tun.

Ihr müsst weiter, ihr müsst wirklich weiterfahren.

Lux rappelt sie sich an der Wand hoch.

Welche der Ratten?

Das war nie die Absicht, das ist nur ein Spiel.

Du musst hier raus.

Du findest hier raus.

Du machst es sowieso.

Die Gelenke in ihren kalten Füßen knacken.

Ihr müsst weiterfahren.

Du wirst sie bitten weiterzufahren, und sie wird Ja sagen.

Sie wird Ja sagen.

Ihre Hand stützt sich schleifend an den Betonwänden ab. Lux irrt durchs Dunkel, hält fahrig Ausschau nach den kleinen Lichtern der Tunnelbewohner, kämpft die Panik im Brustkorb immer wieder weg. Versucht, sich an den Weg zu erinnern, den sie gekommen ist.

Nach ein paar Minuten leuchtet es schwach in der Ferne. Lux geht widerwillig darauf zu. Als sie näher kommt, sieht sie, dass es der Spieler ist, an dem sie vorhin so panisch vorbeigerannt ist, das Licht der Stirnlampe streut sich kreisförmig um seinen Körper, er sitzt zusammengekauert. Wie im Fieber legt er seine Karten. Die knochigen Hände sind routiniert, tun nichts anderes mehr, nach jedem Set, das er sich selbst legt, sammeln die Finger die Blätter rasch wieder ein, mischen blitzartig und legen eine neue Runde. Flap, flap, flap, dazwischen ein kleines enttäuschtes Schnalzen der Zunge.

Lux fängt an, lautlos zu heulen.

Er bemerkt sie nicht, auch nicht, als sie vorsichtig an ihm vorbeigeht.

Mit den anderen ist es dasselbe. Sie sagen nichts zu Lux. Alle existieren in ihrem eigenen, kleinen Lichtkreis, der sich mit keinem anderen überschneidet. Jeder hat seinen eigenen Platz im Dunkeln. Keiner spricht. Lux hört nur sich selbst, ihre Schritte im Dunkeln.

Es passiert ja gar nichts. Es ist nur dunkel. *Es passiert nichts*, du bist nur allein.

Aber das ist es ja.

Genau das ist es ja.

Lux geht schneller, irrt in den Gängen, versucht, sich an Fetzen zu erinnern. Sie hangelt sich an ihren Schrecken zurück durch die Dunkelheit. Verläuft sich wieder, dreht um, dann wieder zurück, ein Irrlicht. Irgendwann, endlich, findet sie das erste Lager wieder, es sah so anders aus von der anderen Seite, aber da ist es, der Einkaufswagen, die Cheerios, die Schüssel mit der Zahnbürste, die Frau mit dem Husten, ab hier, denkt sie fast erleichtert, ab hier geht es, ab hier findest du bestimmt nach draußen.

Da brennt jetzt ein Teelicht in ihrem Lager. Die Schatten der Gegenstände, die hier versammelt sind, wachsen und schrumpfen an den Wänden, als würde der Tunnel atmen.

Erst will Lux schnell vorbeigehen wie an allen anderen, aber dann hustet die Frau wieder im Schlaf, rasselnd wie eine Kette, die über den Beton gezogen wird, es lässt den Deckenhaufen auf dem Bett zittern, Lux erstarrt.

Sag, wie machst du es?

Sie hat ein paar verfilzte Strähnen, an anderen Stellen sind ihr die Haare ausgefallen.

Lux nähert sich.

Ihre Haut sieht wachsig aus, vor allem die Lider. Wachsiges, gelbes Fleisch, scheinbar so leicht zerteilbar wie Knete. Die sandig verklebten Wimpern. Die großen, leeren Poren auf der Nase. Sie hat den Mund offen neben ihrer Hand, und ein bisschen Speichel glänzt auf ihrem Handteller. Es riecht nach saurem Schlaf und Talg, die Luft über ihr ist mit Alkohol versetzt, etwas Hochprozentiges.

Lux beugt sich vorsichtig weiter vor. Sie ist vielleicht zehn Zentimeter von ihrem Gesicht entfernt. Aber jetzt, wo sie so nah ist, fällt ihr auf, dass sie ihren Atem gar nicht hören kann.

Geschockt fährt sie zurück, ihr Fuß stößt gegen die Schüssel mit der Zahnbürste, es klappert.

»Hello?«, kommt es leise von der Frau, sie lebt noch, sie schirmt die Augen mit der Hand ab. Ihre Stimme kämpft sich schwach durch die verschleimte Luftröhre.

»I'm sorry.«

»Hello?«

Als sie die Decke zur Seite schlägt, steigt saurer Uringeruch in einer dichten Wolke hoch. Lux vergräbt ihre Nase reflexartig in der Armbeuge, alles ist nass.

Da schreit die Frau plötzlich, schrill wie ein Papagei: »Who the fuck are you!«

Sie wühlt, kämpft schwerfällig die Decke weg und merkt gar nicht, wie Lux ihr leuchtet, bis sie das Messer findet. Lux fühlt ihren warmen Griff an ihrem Arm, die Hand, auf die sie im Schlaf gesabbert hat, und kann dem Stich nicht schnell genug ausweichen, er schrammt sie am Hals, der Schmerz fährt kurz nach der Klinge durch ihre Haut, sie presst sich sofort die Hand darauf. Sie will sie gar nicht schubsen, aber die andere gerät aus dem Gleichgewicht, fällt einfach nach vorne, aus dem Bett, ihre Beine knicken weg wie dünne, abbrechende Äste, und das Messer fällt auf den Boden, sie fällt auf den Boden. Bleibt liegen. Leise fluchend tastet sie herum.

Lux drückt sich die Hand fester auf den Hals und sieht zu, wie die Hose der Frau sich langsam in der Pfütze vollsaugt, wie das Wasser um die faltigen Hände schwappt. Sie tasten für einen aussichtslosen Moment weiter, dann ist sie still und bleibt liegen, schnell atmend von der wertlosen Anstrengung.

Lux wartet, aber die Frau macht keine Anstalten, sich wieder ins Bett zu legen. Sie rührt sich nicht. Bleibt dort liegen.

Sie geht in die Hocke. Sagt ihr, sie solle sich wieder ins Bett legen, oder ob sie mit nach draußen kommen wolle, aber sie müsse selbst laufen, das schaffe sie nicht, sie rauszutragen. Sie könne ihr draußen etwas zu essen kaufen, sagt sie, sie habe noch zehn Dollar, oder sie könne sie irgendwo hinbringen, wenn sie wolle, sie wisse nicht, ob es hier Heime gebe, aber sei das nicht besser, als hierzubleiben, als hier krank zu werden? Sie könne sie auch ins Krankenhaus bringen, vielleicht ginge es im Einkaufswagen, wenn sie sie schöbe, draußen scheine die Sonne, oder es gebe doch sicher jemanden, der sie aufnehmen könne, ob sie Freunde habe, hier in der Stadt, oder Verwandte, wie ihr Name sei, ob es nicht irgendwas gebe, und immer wieder entschuldigt sie sich dafür, sie nass gemacht zu haben, dass sie jetzt hier liege statt in ihrem Bett, das sei ihre Schuld, es tue ihr sehr leid, und dann greift Lux nach ihrem Arm, erst zaghaft, er ist dünn und schlaff, sie wehrt sich nicht. Lux zieht daran, die Frau macht nichts, gar nichts, und Lux schluchzt, und das Einzige, was die Frau nach einer Weile sagt, nachdem Lux die Worte ausgegangen sind und sie einfach in der Pfütze neben ihr kauert, das Einzige also, was die Frau sagt, am Ende von Lux' Redeschwall, von ihrem Entschuldigungs- und Wiedergutmachungsschwall, ist: »Fuck off.«

19

Natürlich fand sie Leon im Wald irgendwann wieder.

Sie lief herum, mit vor sich ausgestreckten Armen, nach ihm rufend. Stolperte unbeholfen zwischen den Baumstämmen umher. Blieb mit ihrer Kleidung an Ästen hängen, was die Panik noch verschlimmerte, dieses geisterhafte Greifen der Natur nach ihr. Riss sich immer wieder frei.

Er war die ganze Zeit neben ihr, nur ein paar Schritte entfernt, und bewegte sich immer zur gleichen Zeit, damit sie ihn nicht hörte.

Ihre Fingerkuppen stießen schließlich gegen ihn, die unerwartete Körperwärme unter seinem T-Shirt, vor der sie auch erst einmal erschrak. Sofort griff er ihr Handgelenk, zog sie heran und umarmte sie, viel zu fest für die Wut, die gerade anfing zu keimen. Er hielt sie fest, selbst geschockt, und entschuldigte sich pausenlos, immer wieder, sagte, dass er sie nicht erschrecken hatte wollen. Aber sie hatte danach immer noch Angst vorm Dunkeln.

Lux sitzt mit dem Rücken gegen einen der Metallpfosten gelehnt in der Morgenwüste von Nevada und sieht den Vögeln zu. Sie sitzen nicht länger als ein paar Minuten auf den Leitungen. Landen, putzen sich, fahren mit den Schnäbeln unter ihr weiches, warmes Gefieder dicht am Körper. Wenn sie sich aus dem Flug auf die Kabel fallen lassen, senken die sich nicht, so leicht sind sie. Dann gucken sie ein wenig in der Gegend herum. Drehen die kleinen Köpfe, zwitschern ein paar Töne. Und plötzlich breiten sie die Flügel aus und sind wieder weg.

Das Warnschild ist auf Sichthöhe am Strommast befestigt. Es ist ein gelbes Schild mit einem schwarzen Dreieck, darin ein Blitz und die Figur eines rückwärts fallenden Menschen. Lux schlingt die Arme um die angezogenen Beine und wippt. Die Konstruktion erinnert sie an den Eiffelturm, die vielen gekreuzten Stäbe, die sich zwischen den Hauptstangen auffächern wie Fäden, ein Gewebe. Je weiter die Masten weg sind, desto leichter sehen sie aus, verlieren an Härte und Masse, schwingend werfen sie sich die Leitungen zu, über Amerika hinweg. Irgendwann hat Lux den Eindruck, sie würden sich bewegen, wie Riesen in einer Seilschaft, auf ihrem Kreuzweg durchs Land. Merkwürdig, dass sie ihre Anwesenheit in der Nacht nicht gespürt hat, wie kann man so etwas Großes bloß übersehen?

Ihr Telefon klingelt. Lux starrt die staubigen Hügel an, die im Blick immer schwärzer werden, bis sie wieder blinzelt, die Schwärze, die über die Augäpfel rutscht, wegblinzelt. Das Death Valley muss irgendwo dahinter liegen. Der Klingelton bricht ab.

Wenn man da durchfährt, ist man am niedrigsten Punkt der USA, unter dem Meeresspiegel. Die Fische würden einfach … über dir schwimmen. Wie Ballons.

Leon lag auf dem Rücken, hatte seine Augen zu und zog an der Zigarette. Die Rauchwolke glitt über ihn hinweg wie einer dieser imaginären Fische.

Das wäre der einzige Ort, der mich an diesem Land interessiert, sagte er. *Sein vertrockneter Grund.*

Lux greift nach einer der Metallstangen, sie ist warm von der Morgensonne. Vor ihr zieht der Highway einen Halbkreis im Nichts, in der mottengrauen Asche von Nevada. Nur ab und zu rauscht ein Wagen darauf vorbei. Vielleicht könnte man das Valley sehen, von der Spitze des Mastes, denkt sie und legt den Kopf in den Nacken. Der Turm schwankt ein wenig im ungetrübten Himmel. Sie hat wahnsinnigen Durst.

Vielleicht wollte Leon auch nur irgendetwas sehen, als er da hochkletterte. Vielleicht musste er sich nur einen Überblick verschaffen, irgendetwas jenseits der Gleise.

Wieder das Telefon. Sie wischt den Anruf weg. Sieht eine Weile darauf hinunter, bis der Bildschirm wieder schwarz wird. Dann stößt sie es von sich. Es rutscht über den gepressten Boden, mit einem trockenen Scharren, eine Staubbahn setzt sich in die Luft ab und löst sich langsam wieder auf. Lux hat ihren Standort geschickt, schon vor einer Stunde, und Kat hat seitdem siebenmal angerufen. Lux schließt die Augen.

Es gibt eine Eintrittsstelle, meistens am Kopf, und dann noch eine Austrittsstelle, da, wo der Körper am nächsten zum Boden ist. Dazwischen sucht sich der Strom seinen Weg. Tätowiert eine Lichtenberg-Figur auf den gesamten Körper, schießt wie ein Laser über die Haut.

Sie richtet ihren Blick wieder nach oben und sieht, wie sich ein Vogel auf einer der Leitungen niederlässt. Er sitzt nah am Mast.

Dazwischen sucht sich der Strom seinen Weg und verbrennt alles, an dem er vorbeikommt, auch das Herz.

Lux starrt den Vogel an und erwartet, dass er wächst. Zur Größe eines Storches, eines Adlers, dass er die Flügel ausbreitet und an den Mast stößt, dass es blitzt und er herunterfällt, eine Eintrittsstelle am Kopf, eine Austrittsstelle am Fuß, die verzweigten Linien auf dem nackten Körper und ausgefallene Federn, die langsam aus der Höhe nach unten zirkeln.

Es war ein Unfall, denkt sie und wischt sich mit dem Handrücken über die Augen. Ein dummer Unfall, für den niemand etwas konnte.

Der mickrige Vogel putzt sich. Sie verfolgt seine Bewegungen. Das kleine Köpfchen, die kurzen Flügel, der winzige Schnabel.

Lux macht »Sch!«, aber der Vogel erschrickt nicht. Er schüttelt sich nur, plustert sein Gefieder auf, bleibt dort sitzen, als wollte er ihr Gesellschaft leisten.

Man kann jemanden so vermissen, dass man sich wünscht, er wäre überall schon vor einem da gewesen. Egal, wo man hinkommt. Dann wären alle Orte schon imprägniert, mit der Sicherheit, die man mit diesem Menschen hatte.

Hin und wieder verirrt sich Lux' Blick zu dem Tunneleingang auf der anderen Seite der Autobahn.

Weit ist sie nicht gekommen.

Sie sieht sofort, dass es das Taxi sein muss, in dem Kat kommt. Es bremst so scharf auf der leeren Straße, dass die Reifen quietschen und die Karosserie sich noch einen Ruck weit nach vorne wirft. Die schiere Ungeduld. Sie kann sich vorstellen, wie Kat den verwirrten Fahrer zwingt, mitten auf dem Highway anzuhalten, im Nirgendwo, eine Erklärung schuldig und ein viel zu kleines Trinkgeld für den Kraftakt, mit dem diese Fahrt endet.

Lux kann die Skepsis über diesen Ort schon von Weitem in ihrem Gesicht erkennen. Während sie zusieht, wie Kat immer näher kommt, tasten ihre Finger an ihrem Hals. Die Haut um den Schnitt herum fühlt sich heiß an, aber die Verletzung ist nicht tief. Trotzdem muss es schlimm aussehen. Die Strickjacke liegt mit ihren fast schwarz gewordenen Blutflecken im Staub, unter ihren Fingernägeln und in den winzigen Hautrillen der Hände hat es sich auch festgesetzt.

Hinter Kat erhebt sich Las Vegas am Horizont. Es sieht schlafend aus, verkatert, nichts leuchtet mehr, es ist nur noch eine Ansammlung von Plastik in ein paar Meilen Entfernung, eine billige Oase.

Sie trägt immer noch das schwarze Kleid, das sie im Club anhatte, aber die Schuhe hat sie getauscht. Stapft in den groben Lederstiefeln heran. Hinter jedem ihrer Schritte hebt sich eine kleine Staubwolke vom Horizont, als hätten die Wüstenpartikel nur darauf gewartet, mit diesen aggressiven Tritten befreit zu werden. Ihre Haare sind offen. Die künstlichen Steine an ihrem Halsband glänzen auf, und ein langer, tiefschwarzer Schatten wirft sich seitlich von ihr auf den Boden.

Als Kat vor ihr steht, hat sich auf ihrer Oberlippe und an den Schläfen eine dünne Schicht Schweiß gebildet. Lux sieht, wie die Hitze sich aus ihrer Haut drängen will, ihre Oberfläche klebrig und glänzend macht. Sie hat tiefe Ringe unter den Augen. Müde, bläulich gefärbte Haut, aber die Augen sind noch überaktiv, springen gereizt über Lux und dieses Szenario, von dem sie offensichtlich unfreiwillig Teil ist, die Überdrehtheit der Nacht ist in ihnen stecken geblieben. Sie fährt sich mit dem Handrücken über die Oberlippe und schnieft.

»Warum gehst du Schlampe nicht ans Telefon?«

Lux blinzelt. Der Satz verhallt. Ihr Blick verschiebt sich langsam zu dem eingestaubten, abgestoßenen Smartphone, das nicht mehr zu ihr zu gehören scheint. Kat folgt ihm. Sie geht hin, hebt es auf, wiegt das Telefon in der Hand und sieht Lux dabei an.

Kat schreit: »Willst du mich verarschen?«

Lux schüttelt den Kopf.

Kat sieht auf das Telefon hinunter. Dann wieder zu Lux. Ihre Augen werden stechend grün, giftig, und plötzlich verziehen sich ihre Mundwinkel in einem Ruck nach unten von der Anstrengung des Ausholens. Sie schleudert es weg, schmeißt das Ding, so weit sie kann, ins Nichts, es knackt laut, als es auf dem Boden landet.

»Besser so?«

»Warum bist du so wütend, Kat?«

»Warum ich so wütend bin?«

»Ja, warum?«

Kat lässt dieses typische Geräusch aus ihren Nüstern fahren. Lux hat es so oft gehört, dass sie es nachmachen könnte.

»Du ghostest mich seit Stunden, und dann darf ich in die Wüste fahren, um zuzuschauen, wie du hier slackst?«

Sie fummelt eine Packung Camels aus ihrer Handtasche, ihre Finger sind von einem unkontrollierten Zittern befallen. Sie krabbeln um die Schachtel wie zergliederte, dünne Insektenbeine, und sie flucht, als die Flamme des Feuerzeugs immer wieder ausgeht. Irgendwann schafft sie es und nimmt ein paar gierige Züge. Lux' Blick ist verwundert an der Schachtel hängen geblieben.

»Was soll das, verfickt!«

Kats Wut hallt über die Ebene, aber in dieser Weite kann sie nicht viel ausrichten. Der leichte Wind zerstreut sie sofort, nimmt sie mit wie Staubwolken. Lux öffnet den Mund, sie will eine Antwort geben. Sie würde gerne sagen, dass sie einfach weiterfahren will. Jetzt gleich, dass sie ja bald am toten Punkt und dann darüber hinaus sind, bald am Meer sind, sie würde gern lächeln und sagen, du bist doch auch nach Westen unterwegs, weißt du noch, wie du mich das gefragt hast, du warst so schön im Bus, als du geschlafen hast, wie eine schlafende steinige Statue von Amerika hast du ausgesehen, das würde sie gerne sagen. Aber es kommt einfach nichts heraus.

Sie schließt den Mund wieder.

Als Kat klar wird, dass sich keine Erklärung aus Lux' Mundhöhle lösen wird, überfährt eine ungläubige Abscheu ihr Gesicht. Lux sieht, wie sich ihre Augen weiten, in dieser leeren, heißen Landschaft. Wie auf einer Bühne. Nichts lenkt von ihrem Gesicht ab, es ist wie mit Scheinwerfern ausgeleuchtet. Diese Augen werden zu grotesk hervortretenden Bällen, als würde sie sie mit aller Kraft herauspressen. Lux befürchtet, dass sie bald aus den Sockeln fallen. Gleichzeitig formt sich Kats Mund zu einem runden Kreis, einem Fischmaul, das sich öffnet und schließt, öffnet und schließt, aber stumm bleibt, und Lux starrt auf diesen auf- und zuklappenden Mund, aber weiß beim besten Willen nicht, was das bedeuten soll.

Mit einem Schlag löst sich all das wieder auf, und Kat schreit: »Reden kann sie auch nicht mehr!«

Kat sieht so überreizt aus, so zerfahren, *all over the place* würde man vielleicht sagen, vor allem das Gesicht, *deranged*. Lux fallen all diese Wörter für Kat ein, und sie verfolgt weiter ihre Bewegungen. Das Hochschnellen des Arms, bevor sie an der Zigarette zieht. Das übersteuerte Ausatmen. Das Rollen der Augen, das zackige Schütteln des Kopfes, das die wirren Strähnen hochtreibt. Eine gereizte Bewegung zieht sofort die nächste nach sich, Lux kommt gar nicht mehr hinterher. Und plötzlich sieht sie, dass Kats Körperteile nur lose miteinander verbunden sind. In den Schultern, den Ellbogen, den Handgelenken, viel zu viel Luft zwischen den Teilen, zu viel Spiel.

»Kat …«, setzt sie an, aber Kat schreit wieder: »Hast du wenigstens das Video gemacht?«

Ohne Antwort schnellt ihr vom Schreck gebleichtes Gesicht zum Telefon, das sie gerade noch meterweit in den Dreck geschleudert hat. Auch ihr Kopf auf dem Hals wirkt lose, wackelig. Sie läuft schnell hin, kniet, und Lux sieht die irrenden, umständlichen Bewegungen, mit denen sie drückt und wischt. Sie flucht und schmeißt es wieder auf den Boden, es knackt zum zweiten Mal, und Lux befürchtet, dass Kat auseinanderfallen könnte, sie sollte sich nicht so schnell bewegen in der Hitze, jemand muss sie beruhigen.

Kat kommt näher. Lux muss den Hals schmerzhaft verdrehen, um zu ihr aufzuschauen, drückt sich immer noch die Hand auf die Wunde, die Kat anscheinend übersieht.

»Lass uns damit aufhören«, sagt Lux.

»Ach. So einfach ist das?«

Lux nickt.

Kat schaut auf sie herunter. Für ein paar Momente regt sich nichts. Nur der Rauch ihrer Zigarette kräuselt sich in die Atmosphäre.

Sie versetzt dem Pfosten, an dem Lux lehnt, einen Tritt, knapp an ihrem Kopf vorbei und so hart, dass das metallische Geräusch über die Ebene springt, bis hin zur Autobahn und darüber hinaus, bis hin zu den Hügeln am Horizont. Lux hört ein Flattern hoch über ihren Köpfen. Ihr ist dieser Tritt so jäh in den Körper gefahren wie einer ihrer Zaps. Sie beugt sich vor, weg von dem Pfosten, stützt die andere Hand auch in die Halsbeuge, hält den Kopf halb gesenkt.

Kat schreit.

Als sich Lux hochrappelt, wankt Kat von ihr weg, greift nach dem Halsband, zieht es mit der Faust nach vorne, weg vom Hals, legt den Kopf in den Nacken. Anscheinend hat sie Probleme zu atmen. Sie wirkt so überhitzt, so wahnsinnig überanstrengt, als könnte sie jeden Moment umkippen. Lux riecht Schweiß und hochprozentigen Alkohol, es weht in Fahnen an ihr vorbei, der Sprit-Gestank drängt sich mit der Hitze aus Kats Poren. Sie streckt ihre Hand aus, aber Kat stolpert zurück.

Da bewegt sich etwas im Eingang des Tunnels. Lux sieht es unterbrochen von Kats Körper, der durchs Bild taumelt.

»Du inszenierst dich nicht gut genug, weißt du?«, sagt Kat außer Atem, aber Lux fixiert weiter den Eingang, sie kann es nicht glauben. Die Frau schält sich so langsam und vorsichtig aus dem Dunkel, als müssten ihre Haut und die Augen sich erst an die Helligkeit gewöhnen. Als bekäme sie einen Lichtschock, wenn sie einen zu schnellen Schritt machte.

»Mein Blowjob hatte *zehnmal* so viele Klicks wie deine Videos«, lallt Kat.

Ganz langsam schafft sie es tatsächlich, über die Lichtkante zu treten. Blinzelt in die Sonne. Hält sich noch am Beton fest, zögert wie jemand, der gleich den ersten Schritt in ein ungewohntes Territorium wagen wird.

Das Gesagte kommt verzögert bei Lux an. Mit Mühe reißt sie den Blick vom Tunneleingang los.

»Klicks?«, fragt sie.

Kats loser Kopf kann sich nicht entscheiden zwischen Nicken und Verneinen. Lux würde sie am liebsten umarmen, damit sie endlich aufhört zu reden, ihr den Mund zuhalten, bis sie wieder nüchtern ist, sie muss dringend etwas trinken.

»Hab mir mehr davon versprochen«, sagt Kat undeutlich an ihrer schweren Zunge vorbei.

»Du hast die Videos hochgeladen?« Lux geht einen Schritt auf sie zu, aber Kat weicht schwankend zurück.

»Natürlich. Warum macht man sonst Videos?« Sie zuckt in gespielter Ratlosigkeit mehrmals die lockeren Schultern.

Lux' Blick verirrt sich wieder zu der Frau am Tunneleingang, dann zurück zu Kat.

»Ich dachte auch, dass das Video da von dir im Wald in Colorado mehr einschlägt, aber bewusstlose Frauen, an denen herumgespielt wird, sind anscheinend doch nicht so spannend«, sagt Kat und macht eine Pause.

Lux' Blick friert fest.

»Na ja, war n Versuch wert«, plappert Kat weiter. »Eigentlich ein super Setting. Auto gegen Baum, hilflose Frau, und einer kommt zufällig zum Retten, also Ficken vorbei. Aber der Typ war halt doch zu verklemmt, und irgendwann hören die Tropfen ja auf zu wirken. Du hast das Wasser aber auch weggezogen.« Kat kichert. »Na ja, ich musste richtig viel schneiden, um da was draus zu machen.«

Viel zu langsam schleppen sich Lux' Gedanken zurück zu den Bergen. Ihr Kopf braucht eine Ewigkeit, um sich wieder in diesen Bundesstaat zurückzuversetzen, den sie längst hinter sich gelassen hat. Erst sind da nur Fetzen aus dem Wald, nach dem Aufprall. Der staubige Boden. Die rot gefurchte Rinde. Dieses ständige Vogelgezwitscher in der Waldstille. Kats in den Himmel gerichteter Blick beim Telefonieren.

Dann schleppt sie sich weiter zurück, kurz vor den Berggipfel, wie sie diese Wasserflasche beim Fahren fast in einem Zug geleert hat. Wie schwindlig ihr danach war und sie dachte, es käme vom

Rauch, wie sie überhaupt darauf kam, Kats Klamotten in Brand zu stecken. Und wie sie alles vergessen, wie ihr Geist einfach so aufgegeben hat. *Wir sollten dir vielleicht doch wieder ein paar Pillen besorgen.*

Da klafft dieses riesige schwarze Loch in ihrem Gedächtnis. Es reißt die Chronik dieser Reise einfach ein.

Lux sieht Kat ins Gesicht.

Es ist keine Entschuldigung darin lesbar.

»Der hat dich kaum angefasst«, schiebt Kat noch hinterher, lächelnd, und winkt ab.

Zum ersten Mal wünscht sich Lux, die dicken Wände der Glasglocke kämen über sie. Zum ersten Mal will Lux, dass ihre Sinneskanäle taub und unzugänglich werden. Dass Kat sich an dem Panzerglas kaputt grinst, dass sie sich fernhält, sich in Luft auflöst, in der Wüste verraucht. Dass diese dünnen, überlasteten Bänder, die ihre weißen Körperteile gerade noch zusammenhalten, den Geist aufgeben. Dass sie sich lösen, entbinden, trennen, dass die gemeißelten, perfekten Einzelteile, aus denen Kat besteht, aus ihrem Gefüge geraten, gegeneinanderkippen, beim Fallen hohl und trocken aneinanderklacken, erst die Hand, dann die Unterarme, die Oberarme, die Schultergelenke, die Schenkel und die Waden, dass sich das alles zerlegt und steinschwer, wie Wasser, das in großer Höhe ausgeschüttet wird, auf die Erde prasselt, ein Torso ohne Glieder, Hals über Kopf, das weiße Haar im Dreck, und eine dichte Wolke Staub raucht auf, während die amerikanischen Teile auf der flachen Ebene auseinanderkullern und in der toten Stille der Wüste liegen bleiben, ohne dass sich jemand dafür interessiert, dass sie hier liegen bleibt, aber Kat torkelt einfach weiter herum, grinst vor sich hin, befindet sich auf einem anderen Planeten, einem, auf dem alle aus Plastik oder Stein sind, unverletzlich, oder vielleicht schon so versehrt und vernarbt, dass es keinen Unterschied mehr macht, es macht keinen Unterschied, denkt Lux, *ist doch nur noch so eine Geschichte, er hat dich auch kaum angefasst, aber macht dir das Spaß? Ja sicher, fick nur mit Leuten, mit denen du auch trampen würdest, und bist du auch in den Westen unterwegs?*

Ja, bin ich.

Sei nicht so passiv, Lux.

Es sieht so aus, als würde Kat tänzeln, so schlecht kann sie sich auf den Beinen halten.

Sie löst mit ihren torkelnden Tritten immer noch mehr Staub aus dem Wüstenboden.

Sei nicht so passiv.

Kat wirft den Kopf ruckartig zur Seite, als wollte sie ihn sich vom Hals schleudern, aber sie will wahrscheinlich nur ihr verschwitztes Gesicht von ihrem Haar befreien, es funktioniert nicht, bleibt ihr weiter auf der Stirn und in den Mundwinkeln kleben, aber dafür stolpert sie von der Bewegung, fällt hin, schlägt erst mit dem einen, dann mit dem anderen Knie auf, klappt in sich zusammen. Ihr Kleid ist sofort grau vom Staub. Sie will wieder hoch, sich hochrappeln, schafft es aber nicht, macht sich nur immer dreckiger, die Knie wie ein Reh zusammengeknickt, der Schwerpunkt ist falsch. »Hilf mir hoch«, lallt sie und streckt den Arm nach Lux aus, ohne sie anzusehen, und Lux denkt: Warte mal.

Du brauchst ja gar nichts mehr zu tun.

Hilf mir hoch, nein, *du*, du musst hier gar nichts mehr tun, sie fällt ja tatsächlich von alleine in sich zusammen, ganz von alleine. Jetzt nur keine falsche Bewegung machen, nicht in die falsche Richtung gehen. Sie fällt wirklich in sich zusammen, während du hier stehst und guckst und langsam einen Schritt nach dem anderen machst, rechts, links, rechts, links, langsam, weiter, erst vorsichtig, dann schneller, und dann drehst du dich irgendwann um und schaust auch nicht mehr zurück, du wirst weiter und dann noch weiter gehen, bis sie außer Hör- und Sichtweite ist, du wirst weiterfahren, ja, alleine weitermachen, ist ja bloß so eine Geschichte gewesen, das mit Kat, etwas, das sich bald wieder auflöst, zusammenschrumpft zu einer Anekdote, das wegrückt, verraucht, verblasst, und wer weiß denn schon, was mit ihr passiert, wer weiß, ob jemand sie findet in der Wüste, so zusammengekauert neben dem Strommast, ein amerikanisches Fossil, ein harter Brocken, der zu Staub zerfällt, sobald man ihn anfasst.

Ich jedenfalls, ich werde die Geschichte mit dir ganz sicher nicht erzählen, ich werde dich in Vergessenheit geraten lassen, dein Haar und deine furchtbar weiße Haut, stummschalten, ausschalten, das ganze Land um dich herum wegrücken lassen, es abstreifen, wie eine alte Haut abziehen und so gehäutet weitergehen, eine Schicht weniger, eine Schicht leichter, aber weiter.

Die Frau aus dem Tunnel setzt langsam einen Fuß vor den anderen, als würde sie gerade wieder laufen lernen. Ihre Jogginghose hat an den Knien leere Säcke gebildet, und sie trägt ein unförmiges Sweatshirt. Mit einer Hand schirmt sie die Augen gegen die stechende Sonne ab, es muss sie wahnsinnig blenden. Die andere hat sie zur Faust geballt. Sie macht einen weiten Bogen um die junge, blonde Frau, die zusammengekauert bei dem Strommasten sitzt. Verrückt, denkt sie, so ein verrücktes junges Ding, da, ganz allein in der Wüste.

Irgendwer muss sie dort sitzen gelassen haben.

Anmerkungen

Die Formulierung »Wie ein Stein, der guckt.« auf S. 63 stammt von Ally Klein.

Im ersten Kapitel enthalten: Stefan Klein, *Shape of Things to Come (or how to build a monument in space and time).*

Ich danke

Sara, mit dir hat die madness ja angefangen,
Kathryn, für die Inspiration,
meinen Eltern Georg und Grazyna, die mir immer so viel Freiheit (ge)lassen (haben),
dem besten großen Bruder Pascal Kuderewski,
dem Tacheles-Kollektiv,
Senta, für den hellen und warmen Platz zum Schreiben,
Janina, für den Flow,
Ally, für alles.